U0251961

从把脉到心电图的

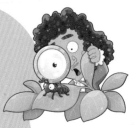

发明

10 大医学发明

嘉兴小牛顿文化传播有限公司　编著

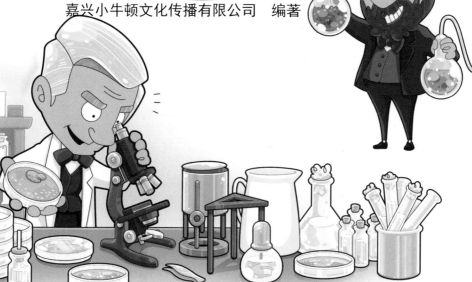

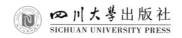

四川大学出版社
SICHUAN UNIVERSITY PRESS

项目策划：唐　飞　王小碧
责任编辑：龚娇梅
责任校对：蒋　玙
封面设计：呼和浩特市经纬方舟文化传播有限公司
责任印制：王　炜

图书在版编目（CIP）数据

从把脉到心电图的发明：10大医学发明 / 嘉兴小牛
顿文化传播有限公司编著. — 成都：四川大学出版社，
2021.4
　　ISBN 978-7-5690-4371-6

　　Ⅰ．①从… Ⅱ．①嘉… Ⅲ．①医学—创造发明—少儿
读物 Ⅳ．① R-19

　　中国版本图书馆CIP数据核字（2021）第004122号

书名　　从把脉到心电图的发明：10大医学发明
　　　　CONG BAMAI DAO XINDIANTU DE FAMING: 10 DA YIXUE FAMING

编　　著　嘉兴小牛顿文化传播有限公司
出　　版　四川大学出版社
地　　址　成都市一环路南一段24号（610065）
发　　行　四川大学出版社
书　　号　ISBN 978-7-5690-4371-6
印前制作　呼和浩特市经纬方舟文化传播有限公司
印　　刷　河北盛世彩捷印刷有限公司
成品尺寸　170mm×230mm
印　　张　5.5
字　　数　69千字
版　　次　2021年5月第1版
印　　次　2021年5月第1次印刷
定　　价　29.00元

◆ 读者邮购本书，请与本社发行科联系。
　电话：(028)85408408/(028)85401670/
　(028)86408023　邮政编码：610065
◆ 本社图书如有印装质量问题，请寄回出版社调换。
◆ 网址：http://press.scu.edu.cn

四川大学出版社
微信公众号

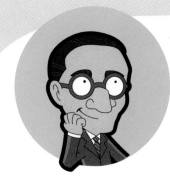

编者的话

在现今这个科技高速发展的时代，要是能够培养出众多的工程师、数学家等优质技术人才，即能提升国家的竞争力。因此STEAM教育应运兴起。STEAM教育强调科技、工程、艺术及数学跨领域的有机整合，希望能提升学生的核心素养——让学生有创客的创新精神，能综合应用跨学科知识，解决生活中的真实情境问题。

而科学家是怎么探究世界解决那些现实问题呢？他们从观察、提问、查找到实验、分析数据、提出解释等一连串的方法，获得科学论断。依据这种概念，"小牛顿"编写了这套《改变历史的大发明》——通过人类历史上80个解决问题的重大发明，以故事的方式引出问题及需求，引导孩子思索蕴藏其中的科学知识和培养探索精神。此外，我们也

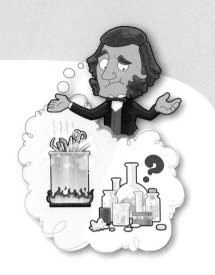

希望本书设计的小实验，能让孩子通过科学探究的步骤，体验科学家探讨事物的过程，以获取探索和创造能力。正如 STEAM 最初的精神，便是要培养孩子的创造力以及设计未来的能力。

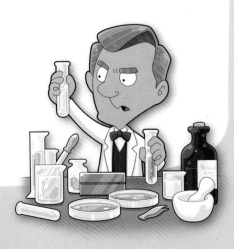

这本书里有……

📖 发明小故事

用故事的方式引出问题及需求，引导我们思索可能的解决方式。

科学大发明

以前科学家的这项重要发明，解决了类似的问题，也改变了世界。

⌛ 发展简史

每个发明在经过科学家们进一步的研究、改造之后，发展出更多的功能，让我们生活更为便利。

💡 科学充电站

每个发明的背后都有一些基本的科学原理，熟悉这些原理后，也许你也可以成为一个发明家！

✋ 动手做实验

每个科学家都是通过动手实践才能得到丰硕的成果。用一个小实验就能体验到简单的科学原理，你也一起动手做做看吧！

目　　　录

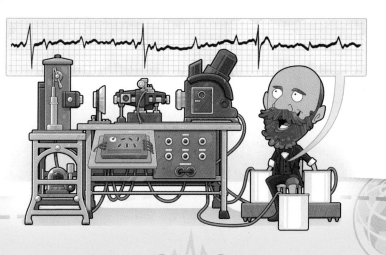

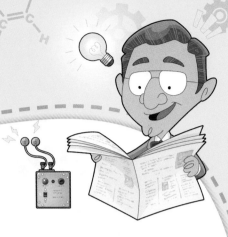

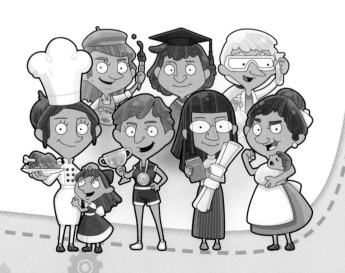

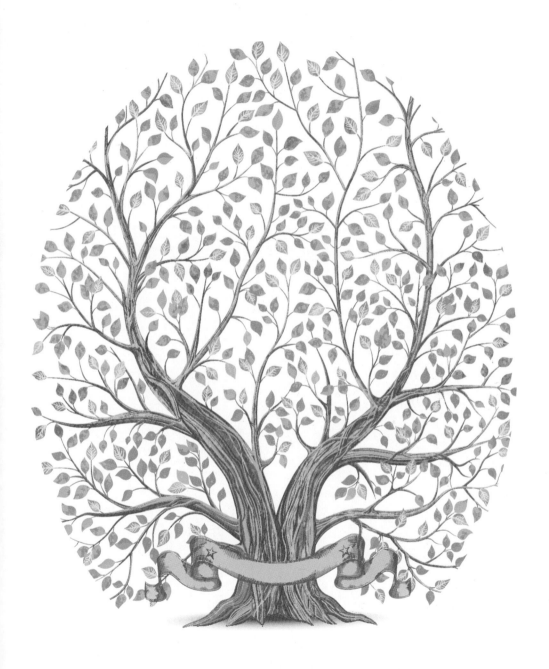

如何看见 更微小的东西呢？

胡克喜爱观察大自然。即使只是树下一片小小的落叶，也会拨开来看，看着落叶底下居然生活着好多好多昆虫，数十只蚂蚁搬运找到的食物，他可以津津有味地看上大半天。

不过对于小小的昆虫，用肉眼实在看不清楚，他想，有什么工具可以更方便地观察这些小东西呢？

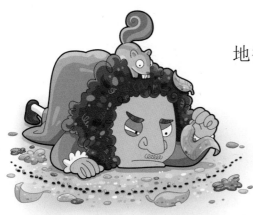

胡克想起市集里有位经常在外地行商，回程的时候会带一些异地的稀奇古怪玩物的威尼斯商人。在他那儿胡克看过一个奇妙的东西——一块中间突起的玻璃，表面被磨得非常光滑。商

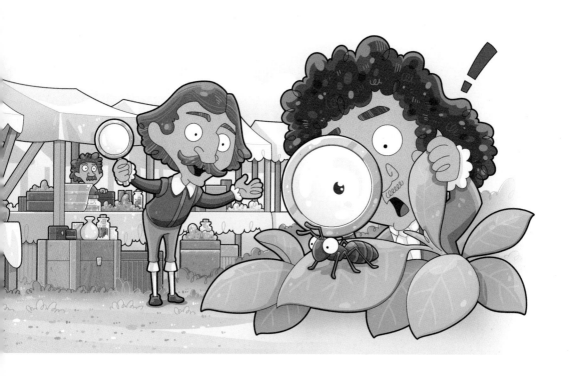

人说这是一个能放大东西的透镜，只要抓着下面的握把，隔着透镜看物品，那个物品看起来就像变大了一样。胡克赶紧到市集去买下透镜，对着树上的昆虫观察，昆虫果然被放大了好几倍，连身上的条纹也看得非常清楚。胡克欣喜若狂，拿着透镜观察所有能找到的小东西。

　　有一天，胡克从附近的池塘里舀了一杯水，他原本以为水里没有任何生物，但无意间发现水里好像有微小的物体在动。胡克不知道那是什么，他拿起透镜仔细看，但是仍然看不清楚，因为这个透镜的放大程度不够，胡克懊恼极了。有什么办法能让物体看起来更大呢？

一个透镜不够，那就用两个。胡克将两个放大镜叠在一起，但还是不够清楚。他试着调整两个放大镜的距离，发现如果将两个透镜拉开一段距离，物体可以变得大些，但是影像有时看起来很模糊，有时又突然

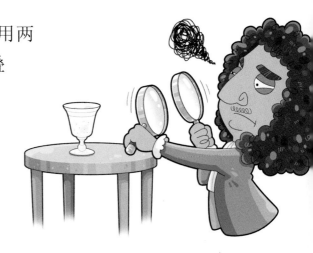

颠倒过来。为了能让两个透镜不动，他的两只手一直抓着它们，渐渐开始发麻酸痛，他心想：如果能让这两个透镜固定住就好了。

他灵机一动，找了一个金属圆筒，将两个透镜固定在圆筒前后，还做了一个支架，让装有透镜的圆筒可以稳固地立在桌子上。这样，胡克便能够看清楚了。此时，他注意到原来水中也有许多肉眼看不清的小东西在移动呢！

胡克没有因此而满足，他想要知道，是不是还有更小的东西是我们看不到的？但是两片透镜加起来，也不能看得更清楚。于是胡克下定决心，一定要打造能放大更多

倍的透镜。他找到磨制镜片的工人帮忙，并学习如何磨制镜片，打造出能放大更高倍率的透镜。胡克也改良了原本用来安装透镜的仪器，终于制作出高倍率的显微镜。

胡克用显微镜进行观察，果然找到了更微小的生物——微生物！后来，胡克将软木塞切成薄薄的切片进行观察，发现软木塞是由一小格一小格的东西组成的。胡克把这些格状的东西命名为细胞，之后又发现原来所有生物都是由这种格状的细胞组成的。

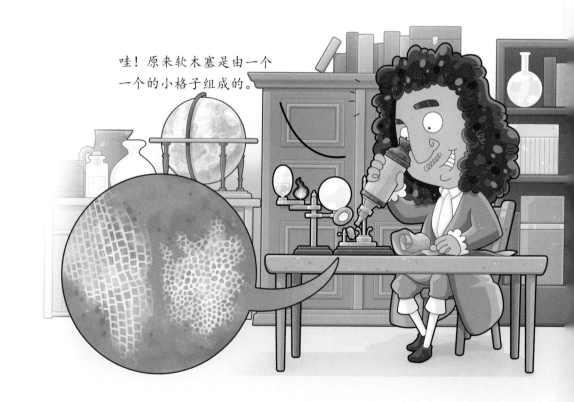

哇！原来软木塞是由一个一个的小格子组成的。

科学大发明——显微镜

在显微镜发明之前，人们发现用凸透镜可以把物体放大，但不足以看清楚物体的细节。显微镜的发明可以追溯到 1590 年，一个荷兰眼镜制造商约翰逊与他的儿子把几块镜片放进一个圆筒中，发现透过圆筒看到的物体变大，这就是显微镜的前身。当时的显微镜大约 21 寸[①]长，底座是黑檀木制作的圆盘，可以将影像放大 3 ~ 9 倍。

然而这项发明数十年后才被科学家重视和利用。1665 年，罗伯特·胡克对显微镜的原始设计做出改进，他磨制透镜并设计了一台复杂的复合式显微镜。胡克将软木塞切成薄片，并使用自己发明的显微镜观察，发现了软木塞中的植物细胞，并且觉得它们的形状类似人们所住的单人房间，所以用"单人房间 (cell)"一词，将植物细胞命名为 cellua。虽然胡克并不知道他所观察到的是已经死亡、只剩细胞壁的植物细胞，但这是人类史上第一次观察到细胞。

同年，胡克出版了《显微术》一书，该书内容包括他使用显微镜进行的一些观察。另一位荷兰工匠安东尼·列文虎克深受此书启发，对胡克的显微镜镜片

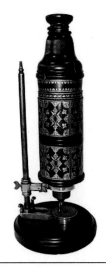

胡克发现细胞所使用的显微镜

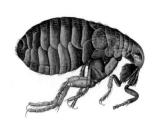

左图为胡克用显微镜观察到的软木塞的细胞，右图为胡克观察并画出来的跳蚤。

① 1寸 = 3.33 厘米

进行了改进。改良后，他的显微镜可以使用单一透镜将样品放大270倍。1675年，列文虎克利用自制的显微镜描述了从牙齿上刮下的齿垢中的细菌，还研究了在池塘水中找到的原生动物。

此后几百年来，人们一直用光学显微镜来探索肉眼看不到的微观世界，但光学显微镜能探索的范围仍然有限。20世纪后，光电技术得到发展，有许多新型显微镜问世。1931年，德国工程师马克斯·克诺尔与恩斯特·鲁斯卡制造了第一台透射电子显微镜（TEM）。1965年，英国工程师制造出第一台扫描电子显微镜（SEM），分辨率达到纳米级，可以看见许多光学显微镜看不见的微生物（如病毒）。1983年，IBM公司苏黎世实验室的科学家格尔德·宾宁和海因里希·罗雷尔发明了扫描隧道显微镜（STM），抛开传统显微镜的概念，分辨率可达到原子级，两人也因此获得1986年诺贝尔物理学奖。

发展简史

1665 年

罗伯特·胡克（Robert Hooke）改良显微镜并且观察到软木塞上的细胞。

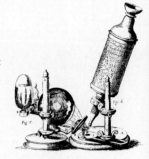

1675 年

安东尼·列文虎克(Antony van Leeuwenhoek)利用自制的显微镜，最早观察并记录描述单细胞微生物。

1931 年

第一台透射电子显微镜（TEM）被制造出来，可以将只有1微米的葡萄球菌放大50000倍。

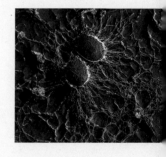

1981 年

IBM公司发明了扫描隧道显微镜（STM），可以观察到更小的原子级别的单个原子。

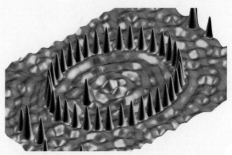

细胞里面有什么？

胡克从软木片上看到一格一格的小格子就是细胞，不过那是已经死亡的植物细胞留下来的细胞壁。在此之后，陆续有列文虎克等科学家进行观察与研究。1838—1839 年，许旺与许来登分别提出细胞学说，认为这个世界上，无论是动物还是植物，都是由微小的细胞构成的。

细胞是生物体结构和功能的最小单位。动物与植物细胞的尺寸为 1 至 100 微米，可以放在显微镜下进行观察。一个人全身有多达数万亿个细胞呢！

一个细胞基本由细胞核、细胞质与细胞膜构成，不同的细胞有不同的细胞器，其结构也存在差异。细胞核里有遗传物质 DNA，是整个细胞的核心，主导细胞的发展，是细胞的控制中心。细胞质是细胞内的液体物质，是细胞器活动的主要场所，所有的胞器都在里面进行活动，如线粒体、核糖体、内质网、高尔基体等。细胞膜则是细胞的外墙，隔开细胞内部与外界，也能调节细胞内外物质的进出和流通。植物细胞则比动物细胞多了细胞壁与液泡。细胞壁是植物细胞膜以外的另一道坚固的外墙，可稳固结构，防止细胞变形，因此植物即使不像动物有骨骼，也可以长得高大。

动物细胞　　　　　　　　　　　　　　**植物细胞**

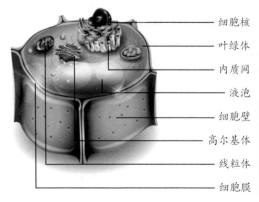

动物细胞：细胞核、线粒体、内质网、细胞质、高尔基体、溶酶体、细胞膜、中心粒

植物细胞：细胞核、叶绿体、内质网、液泡、细胞壁、高尔基体、线粒体、细胞膜

细胞模型

细胞是构成生物组织的基本单位，不同大小的生物是由数十亿甚至数万亿个细胞构成的。我们动手做一个动物细胞模型来了解里面的结构吧！

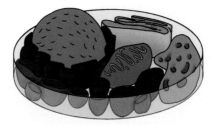

等胶水干了之后，就是独一无二的细胞模型啦！

材料

培养皿

黏土

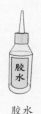

胶水

牙签

步骤

1 用黏土捏出一颗直径约 3 厘米的圆球，当作细胞核，用牙签在黏土表面轻轻戳洞。

2 将一块黏土捏成豌豆状，再将另一种颜色的黏土压成细线，弯曲地放在豌豆黏土上，当作线粒体。

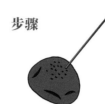

3 将两种不同颜色的黏土压成扁平的长条，两片黏土相黏后再来回折叠，当作高尔基体。

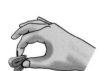

4 将一块黏土以波浪形状黏在细胞核上，放在培养皿中；再将剩下的黏土捏成小球，和线粒体、高尔基体一起放在细胞核周围；最后向培养皿中倒入胶水。

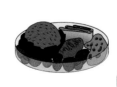

2 医学的发明

怎么预防感染 可怕的疾病呢？

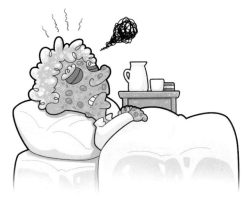

以前人们对"天花"这种疾病的了解十分有限，只知道它的传播速度很快，如果附近有人感染天花，周遭的人迟早会被感染。感染天花的病人身上多处出现红点和皮疹，甚至会在脸上留下可怕的疤痕。病人会出现发烧、肌肉疼痛、头痛等症状，且大部分感染天花的病人都会死亡。在当时，面对这种无法治疗的绝症，大家都无计可施，只是祈祷病患能自愈，天花导致的死亡率居高不下，天花的阴影长期笼罩着人们。

詹纳从医学院实习结束后，立志行医助人，于是回到家

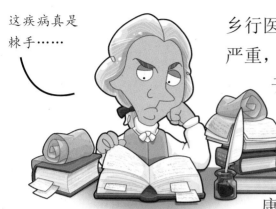

这疾病真是棘手……

乡行医。他知道天花的传播情形很严重，也看过许多人因天花而死，于是他希望能研究出治疗天花的方法。他整理了所有天花病患的资料，发现每个人只会感染一次天花，康复后就再也不会被天花感染了。詹纳思考：是不是感染天花痊愈后，身体获得了某种力量，从此可以抵抗天花？

詹纳听过一种治疗法，叫作"种人痘"，就是将天花病人的皮痂磨成粉末，将利器沾上这些皮痂粉末，再刺破健康人的皮肤，让这些健康人感染天花，这些人发病并痊愈后，就不会再感染天花了。用感染天花来预防天花？詹纳没想到还有这种治疗方式。但"种人痘"的成功率并不高，很多人在发病过程中就死掉了。可与天花造成的高死亡率相比，有人认为值得一试，这在当时成为一种很流行的预防方法。

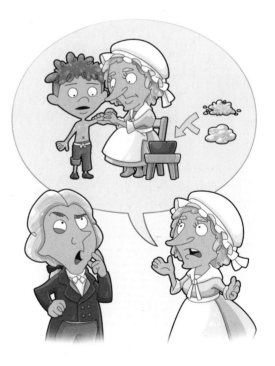

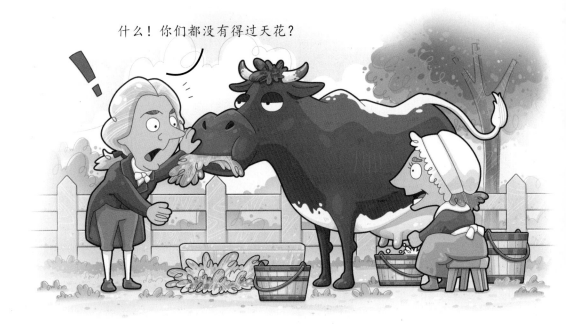

詹纳认为这一方法的死亡风险太高了，接种的病人还可能传染给家人，导致感染扩散。有没有其他风险更低的方法能防止感染天花并确保人们不会死亡呢？詹纳比对已经恢复健康的病人资料后发现，大部分在牧场工作的女工从未得过天花，而且很健康，她们的共同点是都曾得过一种叫作"牛痘"的传染病。感染牛痘的病人会有皮肤上出疹子、身体发热等症状，通常 3 至 4 周就可以痊愈，而且几乎没有人因为感染牛痘而死亡。

詹纳从这些案例中萌生了新的想法，他要做一个大胆的实验。詹纳找来一位当地感染牛痘的牧场女工，从她的手上取出脓液。把脓液接种到未感染天花的人体内，让这些人感染牛痘，那么之后他们就不会再感染天花了，也就是采用接种牛痘的方法来预防天花。

　　这种想法在当时闻所未闻，人们都担心会出人命，没人愿意当他的实验对象。詹纳只好拜托园丁 8 岁的儿子詹姆士当实验对象，对他接种牛痘脓液。詹姆士果然感染了牛痘，并在 6 周后痊愈，詹纳又给詹姆士接种了天花脓液，战战兢兢地等待着。过了好一阵子，詹姆士没有任何感染天花的症状，詹纳这才松了一口气，这代表他的方法是正确的。詹纳开始向民众推广接种牛痘来预防天花，接种牛痘的人真的都不再感染天花了，许多人因此逃离了天花的"阴影"。百年后，再也没有人感染天花，天花从此"沉寂"。

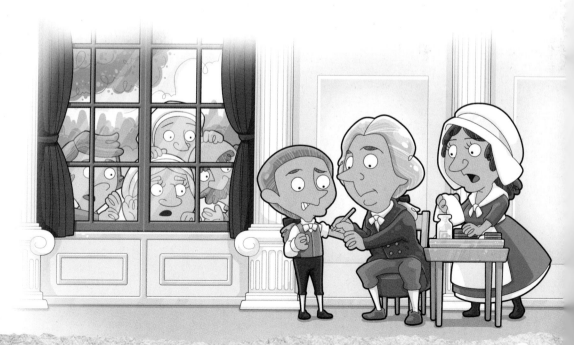

科学大发明——疫苗

　　以前医学还不够发达的时候，人们一旦生病，基本就只能听天由命了，得了天花更是如此。感染天花的病患有很高的死亡率，在17—18世纪时，伦敦的死亡人口中，每10人中就有1人死于天花。人们发现，将天花病人身上的结痂制成粉末，可用来预防天花，这大概是疫苗的雏形，可追溯到中国和印度，后来这种方法传到欧洲，成为当时唯一预防天花的方法。虽然有0.5%～2%的人因为接种而感染天花死亡，但和自然感染天花20%～30%的死亡率相比，这仍然是值得冒险一试的方法。

　　1796年，爱德华·詹纳医生发现挤牛奶的女工多数曾感染牛痘，而她们几乎不会感染天花，于是詹纳得到了灵感，提出用牛痘接种代替天花接种，来预防天花的感染。詹纳在8岁男孩詹姆士的手臂上划了几道伤口，替他接种牛痘。男孩感染牛痘后，六星期内就康复了。之后再替男孩接种天花，结果男孩完全没受感染，这证明牛痘确实能预防天花感染。经过人们的努力，天花病毒终于在1979年被彻底消灭，这是人类医疗史上的重大成就之一。

　　现代疫苗技术是在1879年巴斯德发明减毒疫苗后建立的。他先从患者身上取出病毒，将毒性减弱，再制作成疫苗注入人体内，因病毒毒性已减弱，所以不会造成疾病，但仍能使人体产生抗体。巴斯德在1881年研制出炭疽杆菌

爱德华·詹纳医生在1796年替一位小男孩接种牛痘来预防天花病毒。

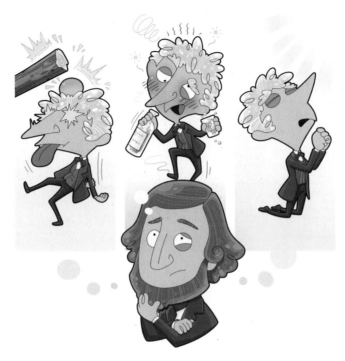

病人疼痛难耐的情景让他不禁开始思考，是否有更好的方法让病人不再如此痛苦。

摩根四处寻找，但一直找不到好方法，有一天，他参加了一位朋友的聚会，这位朋友在整个聚会过程中像发疯似的一直哈哈大笑，打听之后才知道，他是因为吸入了"笑气"而无法控制。摩根还注意到，这位朋友的脚似乎不小心摔伤了，但他完全不以为意。这让摩根受到启发，也许笑气是可以让人失去疼痛感觉的方法。

于是摩根请牙医朋友帮忙，亲自实验。摩根吸入笑气后让朋友拔牙，他果然不觉得疼痛了。摩根十分高兴，他终于找到

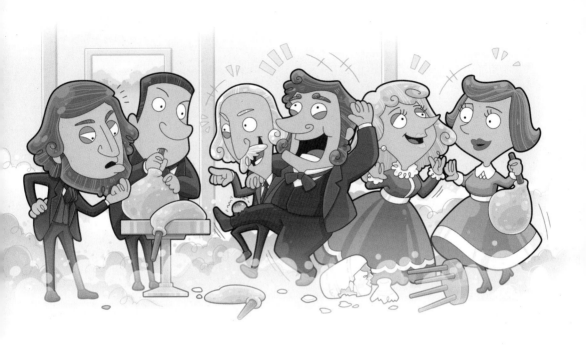

了无痛拔牙的方法。后来，摩根还发现了另一种可以使人昏迷的气体——乙醚，病人吸入后也会感觉不到疼痛。

不过摩根认为，麻醉气体或许还可以用在更大的外科手术中，因此他开始尝试进行其他无痛外科手术。于是，摩根找来另一位外科医生，在医学院教室里公开展示一场手术，病人吸入乙醚麻醉后，外科医生开始为病

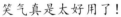

笑气真是太好用了！

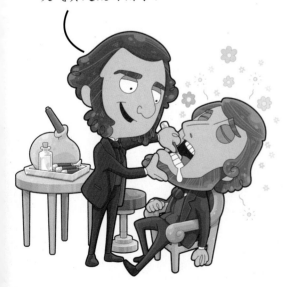

人切除颈部的肿瘤。在场的人十分吃惊，病人竟然没有喊叫，而是一动不动。这次麻醉手术取得了极大的成功。摩根因此被认为是发明麻醉的先驱人物。

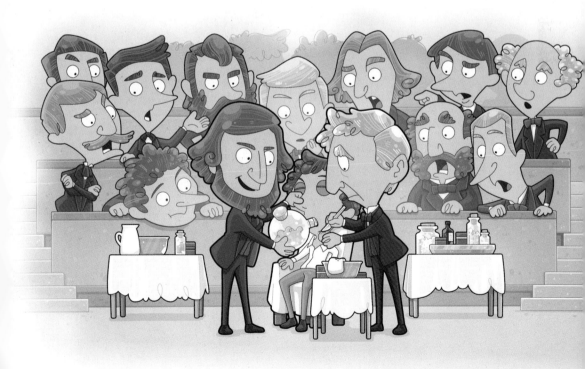

科学大发明——麻醉

　　我们的身体并不是铜墙铁壁，受伤和生病都是难以避免的。某些疾病的治疗需要通过外科手术完成。然而，外科手术需要切开身体的组织，去除或修补病变组织后再缝补起来。许多患者对这种治疗方式相当恐惧，因为动手术的过程比起伤势本身反而更让其感到不安和痛苦。许多人因此宁可承受病痛也不愿接受手术。这不仅给医生带来很大的困扰，许多患者也因为抗拒手术治疗而增加了死亡的风险。因此，在动手术前进行麻醉是非常必要的。

　　中国在东汉时期就对麻醉有些研究，相传华佗利用麻沸散来减轻患者的痛觉，然后为患者进行外科手术。

　　1842年，克劳福德·威廉森·朗发现乙醚的麻醉功效，首次将乙醚用于医疗。

笑气与乙醚为最早应用于麻醉的麻醉剂，但乙醚因为其可燃性和易爆炸的特点，现在已经不再使用了。

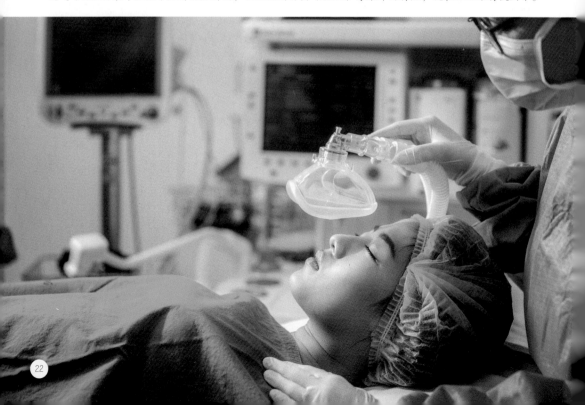

他将乙醚液体泼在一块毛巾上，并让朋友用鼻子吸入挥发的乙醚气体，直到朋友失去知觉，然后再切除肿瘤。不过他并没有立即将此结果公开发表，而是到1849年才将自己的试验案例发表出来。

1844年，霍勒斯·威尔斯在一场表演上发现吸入笑气（一氧化二氮），会使人失去知觉，因此以自己来做试验，请牙医同行帮他进行拔牙手术，结果拔牙过程中他没有感觉疼痛，而且顺利完成拔牙。

美国牙医威廉·莫顿于1846年在美国波士顿麻省总医院首次进行乙醚麻醉的公开试验，莫顿在众医生与医学生面前给患者吸入乙醚，然后外科医生瓦伦再为患者开刀切除颈部肿瘤。手术过程中，患者没有任何痛苦情况，成功证实了乙醚作为麻醉剂的功能。此次试验即刻被多家报纸报道，因此莫顿也被认为是麻醉发明的先驱人物。

发展简史

约公元200年

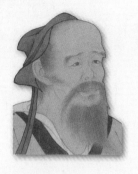

华佗使用麻沸散来麻醉病人，然后进行外科手术。

1842年

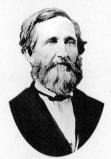

克劳福德·威廉森·朗首次将乙醚用作麻醉剂，进行外科手术。

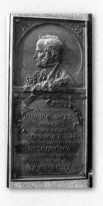

1844年

霍勒斯·威尔斯率先使用笑气替自己麻醉进行拔牙手术。

1846年

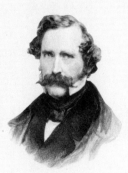

美国牙医威廉·莫顿首次进行乙醚麻醉的公开试验，为切除颈部肿瘤的患者进行麻醉，这次手术是第一次公开进行的麻醉案例。

科学充电站

为什么我们会感到疼痛？

　　我们可以感受到疼痛，是因为神经系统在传递这些信号。如果身体受伤了，神经就会产生信号，这个信号通过细细长长的神经细胞传递到大脑，大脑接收到信号后，我们就会产生疼痛的感觉，并做出反应。人的神经系统除了可以接收信号以外，还能控制肌肉的活动，协调各个组织和器官，指示身体做出适当的反应来保护自己。神经系统是人体最重要的联络和控制系统。

　　神经系统可分成中枢神经系统及周围神经系统。中枢神经系统包括脑和脊髓，负责处理讯息并下达命令。脑和脊髓之外的神经结构和组织属于周围神经系统，负责将各种讯息传送至中枢神经系统，或将中枢神经系统下达的命令传送至各部位。

　　人的神经系统是由许多神经元构成的，神经元感知周遭的变化后，会产生信号，大脑接收这些信号并做出反应。如果这些信号的传递受到阻碍，大脑无法收到信号，就无法做出反应，人就不会有疼痛的感觉。麻醉药物就是专门作用在这些神经元上，妨碍信号传递的。

神经系统

神经元

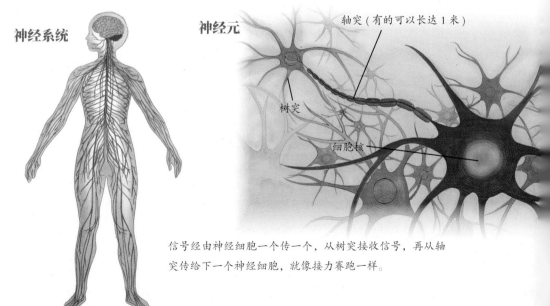

信号经由神经细胞一个传一个，从树突接收信号，再从轴突传给下一个神经细胞，就像接力赛跑一样。

吹箭

你有没有在动物频道上看过研究人员射出麻醉枪使动物麻醉呢？我们做一些吹箭来玩游戏吧！

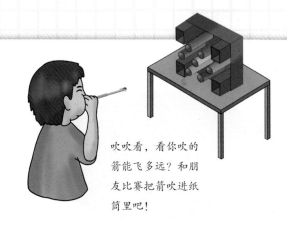

吹吹看，看你吹的箭能飞多远？和朋友比赛把箭吹进纸筒里吧！

材料

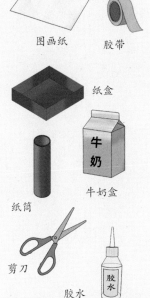

粗吸管

可弯吸管

图画纸

胶带

纸盒

牛奶

牛奶盒

纸筒

剪刀

胶水

步骤

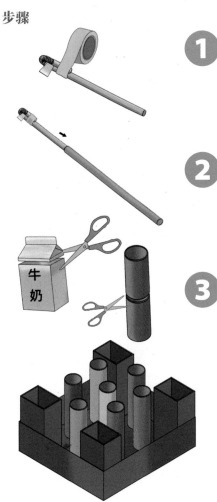

1 将可弯吸管的弯曲处对折，并剪一小块图画纸夹在中间，然后用胶带固定好。

2 将可弯吸管插入粗吸管内，吹箭就做好了。

3 把牛奶盒和纸筒剪开，涂上喜欢的颜色，粘在纸盒里，做成分区。

如何让药更快地被病人吸收以获得疗效呢？

虽然弗朗西斯已经是一位行医多年、经验丰富的医生了，不过在接触过各式各样的病人后，他想要解决一个问题。

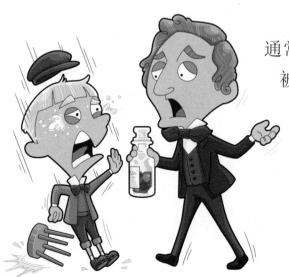

以往医生在开药的时候，通常都会让病人口服，让药物被消化系统吸收后进入体内发挥作用。但有时候病人会有无法把药吞下的情况。例如，弗朗西斯有一位病人非常害怕吃苦药，因此弗朗西斯不管开什么药给他，他都坚决不吃，这让

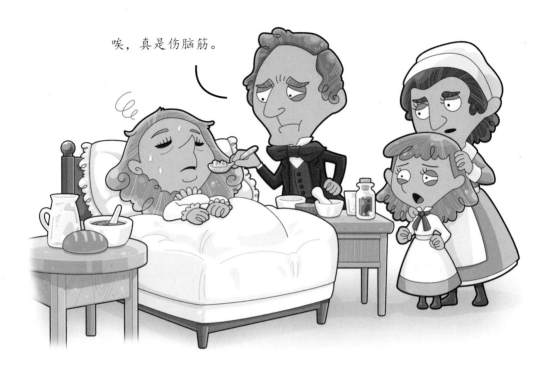

唉，真是伤脑筋。

弗朗西斯非常苦恼。

这并不是个案，弗朗西斯曾经从其他医生那儿听过另一个案例：有一个病人因为营养不良晕倒了，怎么叫也叫不醒，连吃饭都没办法，更不用说把药吞进去了。弗朗西斯想，除了从嘴巴把药送进去以外，是不是有其他方法能够让药进入人体呢？此外，从吃药到产生疗效，经常要等上好几天，怎样才能找到更快让药物产生疗效的方法呢？

弗朗西斯认真思考的时候，没注意到桌上有根钉子，他的手被钉子刺了一下，血一滴滴地流了出来。弗朗西斯马上拿出药物，涂抹在伤口上并且进行包扎。弗朗西斯突然想到了！除了吃药以外，在伤口上涂抹药膏也可以让药发挥疗效。如果没有伤口的话，可以自己刺出一个伤口把药放进去呀！不过弗朗西斯也知道，涂抹在皮肤上的药膏，作用范围非常有限，如果要作用到全身的话，药物就必须要注入血管。但是，要怎么让药物进入血管，又不会伤害到病人呢？

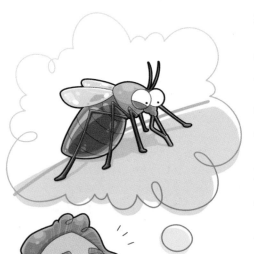

正在思考的时候，他突然觉得手上痒痒的，原来他的手被蚊子叮了。他制伏了蚊子以后，灵光一闪：对了！就像蚊子的口器一样，如果用细细的针，很容易就可以刺穿皮肤，而且不会很痛，也不会留下太大的伤口。只要把细针弄成空心的，药水就可以从细针注入血管，固体的药物磨成粉末溶进水里就可以了。

但最后还有个问题，要怎么把药送进细针里呢？因为针实在是太细了，药水很难自己流进去，更别提流进血管中了，需要用某种动力装置来推动才行。

一日，弗朗西斯一边思考这个问题，一边在街道上走着。这时他看到一位妇人正在努力地打水，她压着把手一上一下，把水从地底下压上来。弗朗西斯想到了，这个泵利用空气压力把水从地下取出来，如果在针头后面加装一个活塞，把药水放在针管里，只要用手轻轻推动活塞，慢慢挤压，里面的药水就能通过针头注入血管了。

　　于是，弗朗西斯花了一些时间做出一个注射器。他再次找到那位不肯吃药的病人，弗朗西斯请他闭上眼睛，找到他手臂上的血管后，只花几秒的时间就用注射器把药水送进病人的血管。过了两天，病人果然痊愈了。弗朗西斯也觉得不可思议，这个方法果然比原本吃药的方式起效更快，病人也可以更快康复！

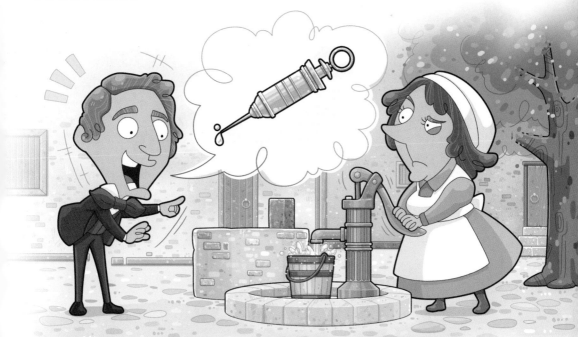

科学大发明——皮下注射器

　　以前的药物大多需要让病人口服，但是药物经由肠胃吸收后，要先到肝脏，经过处理后才能发挥疗效，这需要花上不少时间。虽然口服药物的方法最安全，但是口服药的起效速度慢。

　　为了把药物更有效地送入体内，人类开始寻找不用口服就能直接将药物送进体内的方法。很久以前，人们尝试过用沾满药物的木钩子、手术刀刺穿皮肤，把药物送进体内，但失败和病人受感染的可能性都非常高。

　　直到1844年，爱尔兰医生弗朗西斯发明了空心针头，并用它做了第一次有记录的皮下注射试验，将治疗神经痛的镇静剂注入患者体内。到了1853年，苏格兰的亚历山大·伍德和法国的查尔斯·帕瓦兹第一次将针筒和针头组合在一起，

发明了一种医用的玻璃注射器，这一创新发明也成为现代皮下注射器的始祖。亚历山大对针头的设计以蜜蜂的尾刺作为模型，其细到足以刺穿皮肤和血管。几年以后，亚历山大又为注射器的针筒加上刻度，并换上了更细的针头。

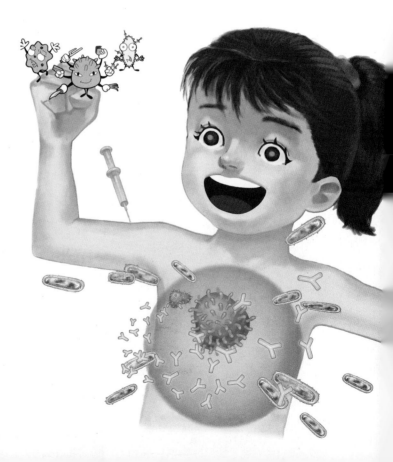

但是，注射器重复使用会造成不同病人间的交叉感染，反而增加了医疗风险。塑胶注射器具有不易损坏、使用方便、造价低廉等特点。1989年，使用一次性针头的安全注射器被发明出来，一旦被使用，注射器的针头与注射器即自动分离，无法再继续注射。这项发明大大降低了病人间交叉感染的风险。

过去使用的是玻璃针筒注射器，有破裂的危险，也因为重复注射的关系，有引起病人交叉感染的可能性，不如现在使用的一次性塑胶注射器安全。

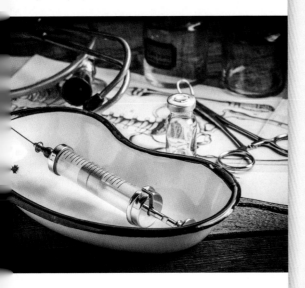

发展简史

1650 年

最早的活塞注射器其实是布莱士·帕斯卡做出来的，但他不是为了医疗用途，而是为了研究流体力学中的帕斯卡定律所设计的。

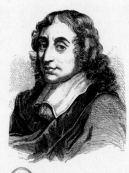

1844 年

弗朗西斯发明了空心针头，首次用其进行人体皮下注射。

1853 年

亚历山大·伍德和查尔斯·帕瓦兹合作发明医用的玻璃注射器，成为现代皮下注射器的始祖。

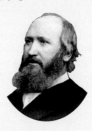

1989 年

一次性针头的安全注射器被发明出来，避免了重复注射造成的交叉感染。

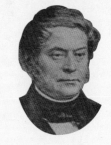

科学充电站

血液对我们有多重要？

当人们生病就医，医生在了解病况并作出诊断后，通常需要用药物进一步进行治疗。药物要产生作用，需要通过口服、吸入、静脉注射等方式进入人体，血液循环将药物运送到全身，并在特定部位发生作用，进而产生疗效。

人体的循环系统包含心脏和全身的血管，是维持生命的重要系统，负责全身血液的循环流动，各种营养成分和氧气的运送，细胞排出的代谢废物也由血液带

循环系统

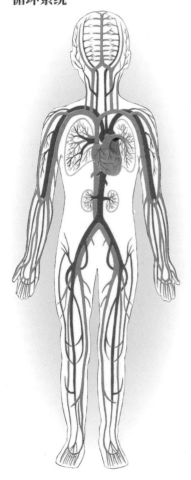

走。血液主要由血浆与血细胞组成，血细胞有红细胞、白细胞和血小板，它们各司其职。红细胞是血液中最多的血细胞，约占血细胞的45%，红细胞能载氧，负责运送从肺获得的氧气，其在肺获得氧气后经由动脉输送到全身的微血管，在微血管中，红细胞中的氧气扩散进入组织和细胞。细胞代谢后产生的二氧化碳则会扩散进入微血管中，由红细胞运送，到肺部时再排出体外。白细胞则是血液循环中的士兵，它们在血液中巡逻，一旦发现了入侵的病原体，就会上前攻击消灭它们，保护人体免受伤害。而当血管破裂时，血小板会立刻帮忙止血，以防身体失去过多的血液。

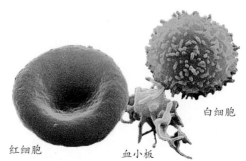

人的血液中有三种血细胞：红细胞、白细胞及血小板。

红细胞　　血小板　　白细胞

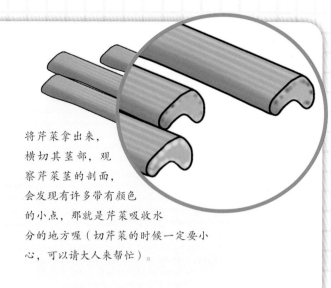

动手做实验

染色的芹菜

药物注射进入血管后，经由血液能流到全身，抵达需要治疗的部位。这有点类似植物吸收水与养分后就会将其输送到各个枝叶，让我们做个实验吧。

将芹菜拿出来，横切其茎部，观察芹菜茎的剖面，会发现有许多带有颜色的小点，那就是芹菜吸收水分的地方喔（切芹菜的时候一定要小心，可以请大人来帮忙）。

材料

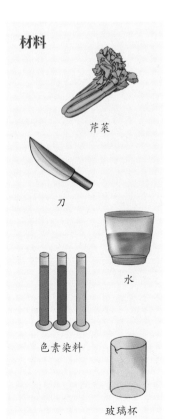

芹菜

刀

水

色素染料

玻璃杯

步骤

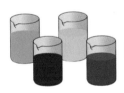

1 在 4 个玻璃杯中倒入半杯水，分别加入不同颜色的色素染料。

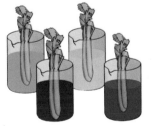

2 取 4 根芹菜，将芹菜的茎插入玻璃杯里。

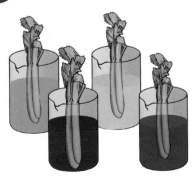

3 等待约 1 小时后，可以观察到芹菜的茎与叶子逐渐染上了染料的颜色。

33

如何防止
食物腐败呢？

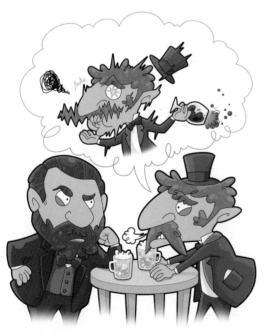

路易·巴斯德是在法国里尔工学院任教的一位年轻化学家。有一天，当地的一位酿酒商向巴斯德求助，因为酒厂酿出的酒不知道为什么变得酸臭难闻，要是无法解决这个问题，酒厂就要倒闭了。制作酒的一道重要工序就是发酵，巴斯德着手研究，结果从显微镜中发现发酵液里有着一颗颗的酵母菌。在缺氧的情况下，酵母菌会产生酒精；如果将空气通进发酵液中，酵母菌的数量会增加，但是酒精的生成反而会减少。巴斯德发现，原来这些小小的酵母菌要进行发酵，才能产生美酒。

但为何有些酒会变酸发臭呢？巴斯德将酸掉的酒放在显微镜下，发现了一些比酵母菌还小的生物。他认为这些微小的生物就是酒变酸的元凶，只要把酸掉的酒全部清理干净，不要污染到新酿的酒，就可以再次酿出香甜的酒了！之后，巴斯德公开提出：不管是发酵还是食物腐败，都是微生物引起的，而且不同的微生物如酵母菌、乳酸菌，会引起不同类型的发酵反应，许多自然现象也都是微生物引起的。

然而，当时科学家大都相信"自然发生说"，认为腐败的草可以化为萤火虫，破布中可以生出小老鼠，混浊的水可以生出鱼来，许多生命都是自然发生的，酒也是自然而然变化而成的。巴斯德为了证明自己的观点不是无中生有，从池塘里的鹅获得灵感，设计了"鹅颈瓶实验"。鹅颈瓶有一个如鹅

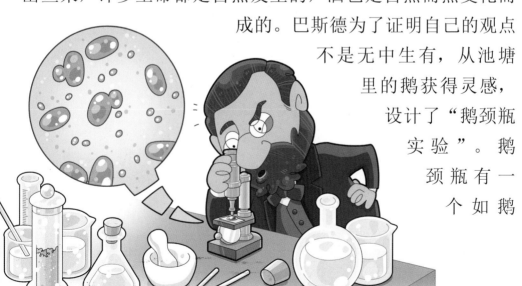

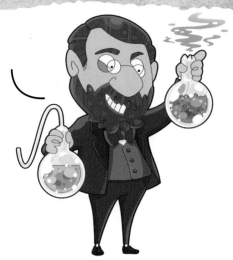

我发明的鹅颈瓶证明了生命不会无中生有。

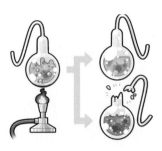

颈般弯曲的开口，鹅颈部位的玻璃管弯曲处有一小段水时，空气中的细菌与灰尘就只能停留在弯曲处而不会进到瓶子里面，因此瓶中灭菌过的肉汤在放置一段时间后没有腐败；而当瓶口打破以后，肉汤很快就腐败了。后来，巴斯德又将煮沸灭菌过的肉汤装在密封烧瓶里，带到许多地方，如巴黎天文台的地下室，阿尔布瓦市、杜耳市的街道上，他甚至将实验装置带上了阿尔卑斯山的白朗峰，再将烧瓶打开接触当地的空气。隔年，巴斯德发表了他的实验结果，发现越接近城市街道的地方，肉汤越容易腐败。阿尔卑斯山上的空气比较清新干净，20 瓶肉汤中只有 1 瓶腐败。实验证明食物腐败是微生物造成的，而微生物是外界的空气、灰

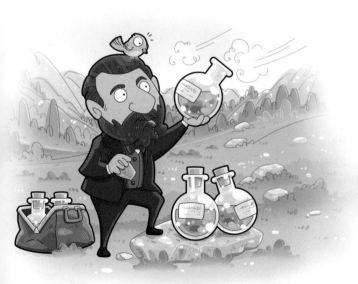

尘带来的，因此如果空气比较干净，肉汤也不易腐败。巴斯德提出了一切生物皆源自于生物的"生源论"，打败了生命的"自然发生说"。

　　了解原因后，巴斯德帮助酿酒商找出了解决方法。经过多次试验后，终于发现将酒加热到 50 至 60 摄氏度后并维持几分钟，细菌便会被杀死，且不会影响酒的色、香、味。这项技术被称为巴斯德灭菌法，而且这种较低温度的消毒方法不但对酒的杀菌有效，对牛奶、奶酪及各种饮料和食物的杀菌也都有效。这种方法使酿酒厂的产量大增，也使酒的风味更加醇美。巴斯德发现微生物对酿酒工业的影响后，还在生病的蚕、鸡体内发现了不同的致病微生物，从而找出治疗疾病的方法。

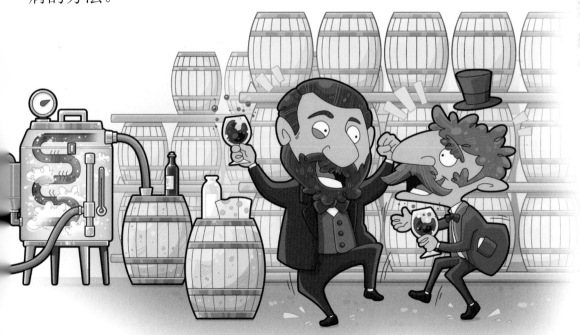

科学大发明——巴斯德灭菌法

　　很久以前，保存食物对人们来说可不是一件容易的事，新鲜的食物放一阵子很快就会腐败，吃进肚子里还容易生病，尤其是肉类食物，必须尽快吃完。

　　为了让食物能够存放一段时间，古人也积累了许多保存食物的经验。例如，将食物放在太阳底下曝晒、在食物表面抹大量的盐进行腌制。即便当时古人还没有微生物的概念，就已经发现，这些方法可以延长食物的保存期限。同时人们也发现，这些保存食物的方法还会改变原本食物的风味，使之成为独具特色的美食。即使现今我们已经不再需要靠这些方法来保存食物，仍然会特地制作风干或腌制的食品。

　　食物腐败的原因一直以来是个谜，直到法国科学家路易·巴斯德发现酵母菌与酿酒之间的紧密关联，人类才知道，原来许多现象都是微生物造成的。1862年，巴斯德进行鹅颈瓶实验，证明了腐败的现象是微生物造成的，使得生源论取代了自然发生说，人们终于知道，原来生物不会无中生有。因此只要把微生物彻底杀光，并且防止空气和灰尘中的微生物进到食物中，食物就不会腐败了。

巴斯德发现微生物才是造成食物腐败的根本原因。

巴斯德找出酒变酸的原因后，经过多次试验，在 1864 年发现将酒加热到 50 至 60 摄氏度后并维持几分钟，细菌便会被杀灭，且不会影响酒的色、香、味。这项技术被称为巴斯德灭菌法。这种较低温度的杀菌方法不但对酒可行，对牛奶、奶酪及各种饮料和食物也都适用，只是加热温度稍有不同。巴斯德灭菌法掀起一场食品工业的大变革，其不仅延长了食物的保存期限，也让人们能更安全地享用食物。我们现在所喝的牛奶通常都是采用巴斯德灭菌法灭菌的。

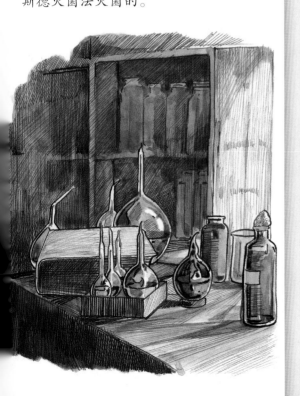

古代

过去人们会使用脱水、腌制等方法来延长食物的保存期限。

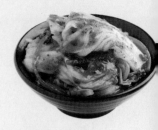

1857 年

巴斯德提出微生物发酵理论，开创了微生物学的先河。

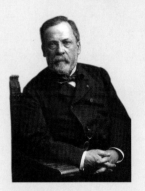

1861 年

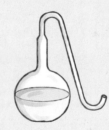

巴斯德以曲颈瓶实验证明食物腐败是由微生物引起的，创立了生源论。并且在 1864 年发明了巴斯德灭菌法，延长了食物的保存时间。

1940 年

有些食物会使用真空包装，使其保存在无菌无氧的状态，以保持新鲜。

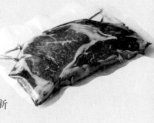

科学充电站

所有细菌都会危害人体健康吗？

　　不是所有的细菌都会让食物腐败或是让我们生病喔！除了会让我们生病的坏细菌以外，其实还有帮助我们维持健康的好细菌呢！我们称这些好细菌为益生菌。

　　乳酸菌就是我们最熟悉的益生菌，它们进入人体后会在肠道内居住下来，与人体互利共生，改善肠道环境，帮助肠道消化食物，同时辅助免疫系统防御疾病。

　　益生菌在我们肠道内形成菌群后，还能帮助我们抵抗坏细菌的入侵，使疾病不容易侵害我们。但如果益生菌不足，就没办法发挥效果，所以要经常食用含有益生菌的食物，如酸菜、酸奶等，都是含有益生菌的食物。

　　除了益生菌以外，酵母菌也有益于我们的健康，不过它们不是细菌，而是单细胞的真菌，外形通常为椭圆形，大小在 1 ～ 30 微米。酵母菌会进行发酵作用，分解糖并产生二氧化碳和酒精。酵母菌发酵产生的二氧化碳能让面包变得蓬松柔软，因此经常被用在面包烘焙等食品加工业。而距今数千年前，人类就已经在使用这些技术了呢！酵母菌可说是对人类文明有极大的贡献。

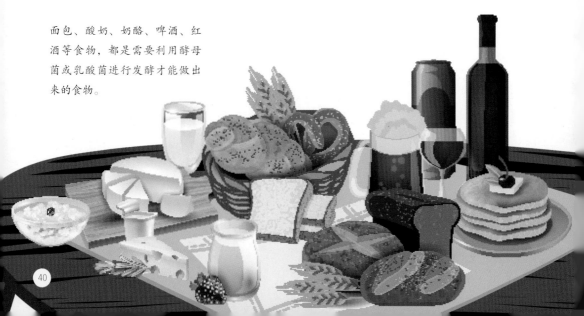

面包、酸奶、奶酪、啤酒、红酒等食物，都是需要利用酵母菌或乳酸菌进行发酵才能做出来的食物。

电饭锅面包

有酵母菌的帮忙，面团才能够发酵后被做成松软好吃的面包。我们用电饭锅就能做出好吃的面包喔!

材料

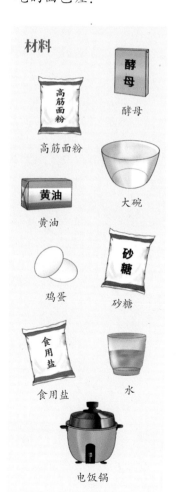

高筋面粉

酵母

黄油

大碗

鸡蛋

砂糖

食用盐

水

电饭锅

步骤

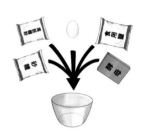

1 准备好高筋面粉300克、酵母5克、砂糖15克、食用盐2克、温水100毫升以及鸡蛋一枚，将这些材料全部装入大碗中。

2 将上述材料混合均匀并揉捏成面团，再放入黄油20克，继续将面团反复揉压，直到面团表面光滑没有面粉颗粒为止。

3 将揉捏后的面团放在室温下发酵30分钟，面团变得更大了。取出发酵后的面团揉至劲道，将面团平均分成数等份并揉成小面团，依个人喜好可加入葡萄干等其他配料。

4 将小面团放入电饭锅保温10分钟，进行二次发酵。接着在电饭锅内加半杯水，按下开关，蒸30分钟。

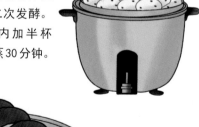

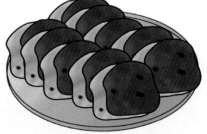

蒸好以后开锅，香喷喷的面包就出炉了!

要怎么防止
伤口感染呢？

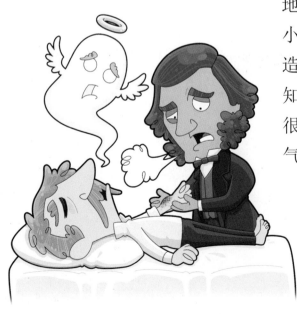

长久以来，人们总是很小心地避免自己受伤，因为即使是小小的伤口，都有可能因为感染而造成严重的后果。过去的人并不知道伤口感染是微生物引起的，很多人以为伤口感染是有毒的空气造成的，甚至是上天的惩罚。

李斯特是一位英国的医生，他贯彻医道，尽心尽力医治病人，也小心维持病房的整洁，但仍有很多病人因为伤口感染而死亡。尤其有些病人只是受了点小伤，却因为严重感染而死，他很不甘心，绞尽脑汁地思考：到底该怎么避免感染呢？

李斯特查阅参考资料时，看到了一篇由法国的路易·巴斯德写的文章，里面提到：空气中充满了很多肉眼看不见的微生物，如细菌，虽然它们非常小，但是却会给人们带来疾病。巴斯德也以自己的实验案例，如酒的发酸发臭、病蚕的大量死亡等，证明许多现象都是这些微小的细菌造成的，只有经过杀菌后，这些现象才能有所改变。

这些资料给李斯特带来了一些启示，他认真钻研巴斯德的微生物研究，推测伤口感染可能也是这些看不见的微生物引起

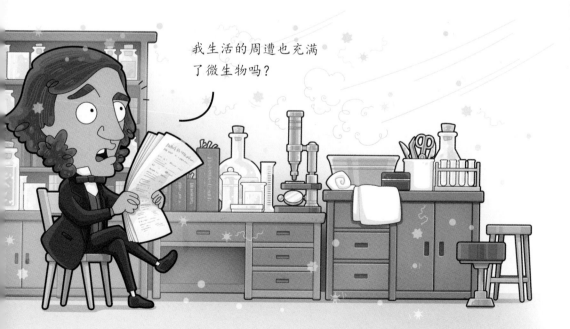

我生活的周遭也充满了微生物吗？

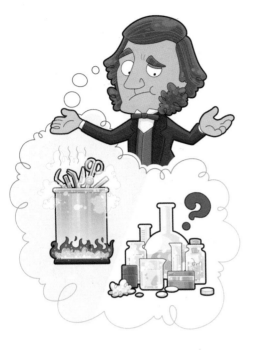

的。因此，他认为手术过程必须尽量保持无菌，所有的手术器具，甚至是病人的伤口都必须消毒，才能减少感染。

但是该怎么做呢？一般的擦拭清理是不够的，用水冲洗也只能洗掉脏污，仍然避免不了细菌的残留。李斯特想到巴斯德提到的巴氏灭菌法，如果将手术器具用高温处理应该也可以杀菌。但是有些地方，如病人的伤口或是医生的双手，是没有办法用高温进行杀菌处理的，要怎么确保杀菌效果呢？

最后李斯特想到，也许喷洒具有杀菌效果的化学药剂，就能达到消毒的目的了。李斯特测试了几种不同的药剂，刚开始效果都不理想，病人的伤口还是感染化脓了。后来，他读到一篇下水道工程师使用石炭酸来清洁水质的报道，于是想或许可以用石炭酸消毒。

不久后，一名严重骨折的男孩登门求诊，刚好给

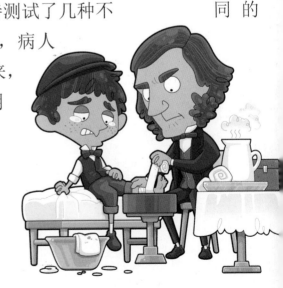

了李斯特测试消毒剂的机会。他将石炭酸敷在处理过的伤口上，并细心包扎，过了几天打开纱布，太好了！伤口完美愈合，完全没有感染，石炭酸的杀菌效果得到证明。之后，李斯特定下规矩，手术时所有器具都必须好好地杀菌，开刀前要用稀释的石炭酸液洗手，包扎伤口用的绷带也要事先消毒。他还使用喷雾器在病房里喷洒石炭酸来净化空气（不过后来证明石炭酸消毒空气的效果不大，现在已经不这么做了）。

施行这一整套消毒方法后，李斯特操刀的手术之中，发生伤口感染的情况快速减少。口耳相传，病人们纷纷跑去找李斯特了，其他医院的医生也前来向李斯特学习。不久之后，手术消毒的概念被广泛地推广开来，病人死亡率大大降低。

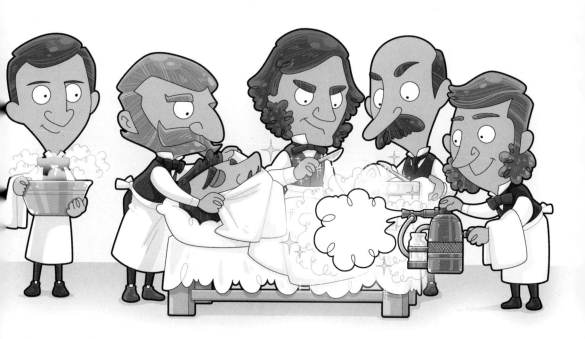

科学大发明——消毒

对外科手术而言，消毒十分重要，妥善地消毒可以大幅降低外科手术后病人的死亡率，但是消毒的概念却很晚才得到医学界的广泛认同与推广。直到19世纪中叶，许多医生还没有意识到消毒的必要性。当时外科医生穿上满是血渍的手术衣，反而被认为是手术经验丰富的象征。

匈牙利裔产科医生伊格纳兹·塞麦尔维斯是最先推行消毒的。1847年他在维也纳医院工作时，要求医生在接生前必须用漂白粉仔细洗手，这一措施防止产妇伤口感染的效果十分显著。不过当时自然发生说仍然是学界的主流思想，大部分的医生仍未接受感染性疾病是由微生物造成的理论，因此不愿接受塞麦尔维斯在手术前洗手的建议。

真正将消毒观念发扬光大的是英国外科医生约瑟夫·李斯特。他深受当时法国著名微生物学家路易·巴斯德的影响，相信微生物只能由繁殖而来，不能自然发生。于是在1865年，李斯特在格拉斯哥大学首先提出缺乏消毒是外科手术后发生感染的主要原因。当年他为一位断腿病人实施手术时，选用石炭酸作为消毒剂，并施行一系列改进的杀菌措施，如对手术器具进行高温处理、手术前医生和护士必须洗手、病人的伤口要在消毒后绑上绷带等，手术后这位病人很快就痊愈了。

李斯特又将消毒措施应用到输血中，也降低了病人患败血症

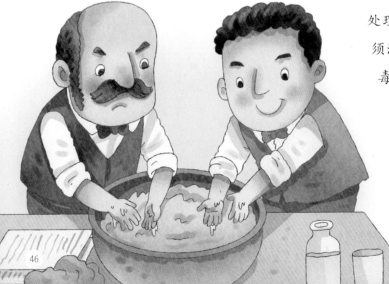

的机会。李斯特外科消毒法在公布后不久就被几位外科医生采用。1870年普法战争爆发时，有少数战地医院严格施行李斯特消毒法，结果其术后病人的死亡率均大大低于其他医院。

在李斯特之后，外科消毒法仍在不断改进。1880年，德国纽伯医生率先采用高压蒸汽消毒手术器械。美国霍尔斯特德医生于1889年发明橡胶外科手套，从而消除外科手术中重要的感染源头。另外，由于原先李斯特使用的石炭酸对人体有刺激性及毒性，并不是理想的消毒剂，后来被75%酒精取代。这一系列改进最终形成现代的消毒法，外科手术从此成为一种更安全的治疗手段。

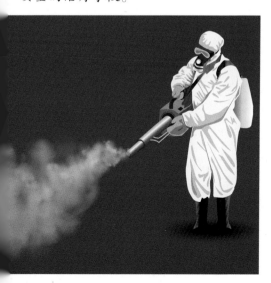

1847年

匈牙利裔医生伊格纳兹·塞麦尔维斯推行洗手消毒法，是洗手消毒法的先驱者。

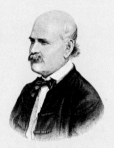

1865年

英国外科医生约瑟夫·李斯特选用石炭酸作为消毒剂，并确定在手术前进行消毒处理，大幅减少伤口感染机率，是外科消毒法的推广者。

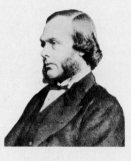

1880年

德国纽伯医生率先采用高压蒸汽消毒手术器械。

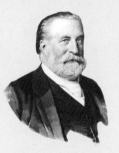

1889年

美国霍尔斯特德医生发明橡胶外科手套，消除了外科手术中重要的感染源头。

科学充电站

是什么造成了伤口的感染？

伤口会感染是因为上面有许多微生物在生长着，这些微生物大多是不同种类的细菌，而伤口内有许多丰富的营养物质可供它们繁殖生存。

细菌的大小在 1～10 微米，透过高倍率的显微镜才能看到它们。细菌的生存能力极强，可以适应不同的环境，在我们的日常生活中，细菌几乎是无处不在的。

事实上，我们周遭的环境充满着各式各样细菌。不过，因为我们有第一层防护——皮肤，它将细菌阻隔在外。只有皮肤上出现伤口，或是经口腔、鼻腔等，细菌才有办法进入到体内。

即使细菌能够进入人体，它们也会面对人体内的第二层防护，也就是白细胞等免疫细胞的攻击。如果进入人体内的细菌不多，免疫细胞通常能很快消灭掉它们，此时人不会出现太严重的感染状况。但如果细菌在伤口快速繁殖，伤口感染恶化，就需要尽快进行消毒处理。要是处置不及时，伤口感染可能会演变成局部的蜂窝织炎，严重时可能会需要截肢，甚至细菌还可能会进入血液中，转移到身体其他部位，引发败血症，危及生命。

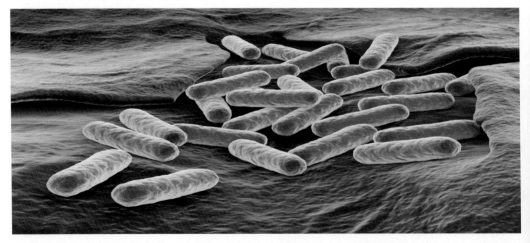

经电子显微镜放大后的大肠杆菌。

自制干洗手液

出门在外，有时不方便使用水龙头和肥皂来洗手，那就做一瓶干洗手液来帮助双手消毒吧。

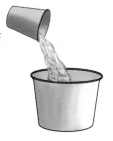

将干洗手液压在手心，仔细地在双手的手掌、手背和指缝涂抹均匀，等酒精完全挥发，消毒程序就完成了！

材料

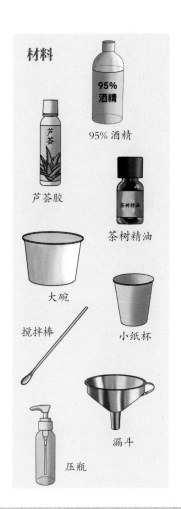

95% 酒精

芦荟胶

茶树精油

大碗

搅拌棒

小纸杯

漏斗

压瓶

步骤

1 用小纸杯装满一杯芦荟胶，倒入大碗中。

2 用同一个小纸杯，装4杯95%酒精倒入碗中，搅拌均匀，如果有茶树精油，可以加入少许。

3 使用漏斗将混合好的干洗手液倒入压瓶中。

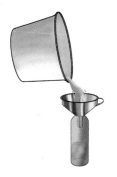

如何知道心脏有没有问题？

经过许多科学家与学者的努力，人类了解了人体的奥秘，更懂得如何对付各种疾病，医生也能做出更好的判断来为病人治疗。

每个人的身体里都有一个循环系统，血液在循环系统中流动，在全身上下不断循环，提供氧气与营养给人体所有的细胞，也会把细胞产生的代谢物与二氧化碳带走，运送到其他器官排出。而心脏就是带动血液循环的发动机，如果心脏运作不正常，心跳得过快或过慢，血液流动就会有问题，人也会表现出相应的症状。因此，医生可以经由听心音或是测量心率来判断一个人的健康状况。

　　准确地测量心率对医生来说是非常重要的。但是要怎么做呢？威伯医生也曾经被这个问题伤过脑筋。以前，他曾经看过一位病人，病人说他感觉胸口闷闷的，也觉得心里面有点不舒服。虽然他没有任何外伤，外表看起来也没什么异状，但他很害怕是自己心脏有毛病。

　　于是，威伯医生用了各种方法来检查这位病人。首先，威伯医生请病人伸出手，接着触摸病人的手腕，默默地数着脉

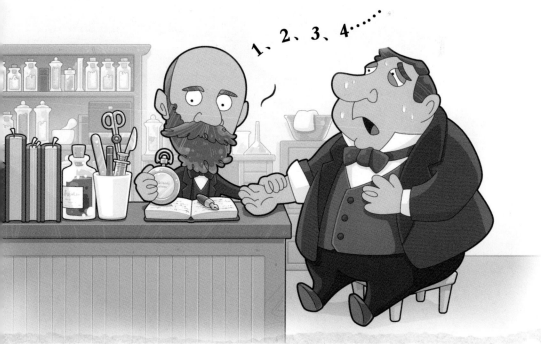

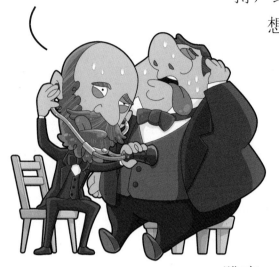

嗯……

我好像听见了什么……

搏，结果与一般人没什么差别。他想，测量脉搏的位置离心脏有一段距离，可能无法得出很准确的结果，直接听心脏跳动的声音应该能更精准。

于是威伯医生拿出了另一样东西，那就是听诊器。经由放在胸口的听诊器，他可以直接听见病人的心跳声，这样就能确认心跳是否规律。这时，威伯医生好像在心跳声中听见了奇怪的颤音，但是有时这个声音又消失不见了。莫非是自己听错了？这种模棱两可的结果让他很迷惑也很着急。

病人离开后，威伯医生一刻不停地思考着，有没有更准确方法来判断心跳规律，而且能一目了然呢？威伯医生想到：对了！与其用听的，不如用看的，一定会更清楚明确。但是心跳要怎么用眼睛去看呢？假如要这么做，那势必得让心跳变成可以看的图表。

威伯除了当医生医治病人以外，平

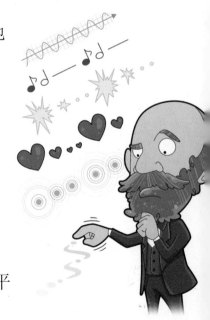

常也不忘进修学习，阅读一些科学研究的文章。他发现心脏每跳一次的时候，都会产生微小的脉冲电流，因此他想：如果能够测量心脏的电流并以图像的方式呈现出来，就可以把心跳规律看得很清楚了！

于是，威伯发明了一种测量仪器，每一次心跳产生的脉冲电流都可以被这个仪器记录下来，并且实时画出图像，即使是非常微小的变化也不会遗漏。他拿自己进行测试，把双臂和一只腿泡在盛有盐水的桶里增强导电性，接上测量的机器后，就可以探测心脏的电流讯号，然后接一根指针，它就会在纸上把每次心跳的模式记录下来。只要先找出正常人心跳的模式，经过比对，就可以知道病人的心跳是否有异常了。

自从威伯发明这个机器以后，他看病的时候就能清楚地看出病人的心跳有什么改变，也能做出更准确的诊断了。

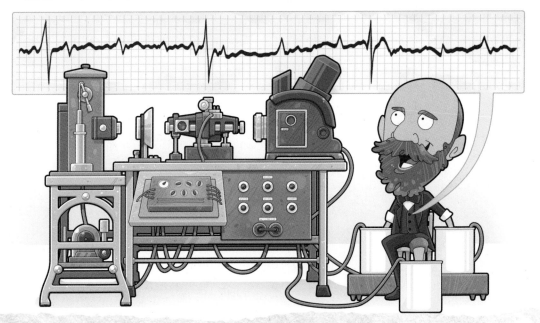

科学大发明——心跳测量

　　现代的人们都知道，心脏与血压的状况和人的健康有紧密的关联。但古人并不了解，因为心脏对一般人来说并不好观察。人们早期能观察到的是脉搏的起伏，在公元前 2500 年的中国，《黄帝内经》就对脉搏进行了描述。在相当长的一段时间里，大夫们也会通过把脉来判断人身体的状况。把脉至今仍然被中医所采用，经过把脉，医生可以知道心率和心律是否正常。不过把脉无法精确测量出血压高低，也不容易察觉出一些细微的异常。

　　1628 年，英国的哈维医生在其著作《心血运动论》中提到，心脏的功能就像泵一样，能把血液推送到全身。他阐述了血液在全身的循环和心脏的功能，提出了血液循环学说。

　　1733 年，英国学者黑尔斯首次以马做实验，测量了血压。他用玻璃管插入一匹马割断的颈动脉内，血液立即涌入玻璃管内，达 270 厘米高。过程虽然残忍，但他确实是史上准确测量出血压的第一人。

　　后来，医生注意到心脏与人体健康的关联，但在没有听诊器之前，医生们只能直接将耳朵贴在病人的胸口上听心跳。虽然是很直接的方法，但是病人如果比较肥胖，就会比较难听清楚，而且这个方法也会让有些人感到失礼。1816 年，法国医生雷涅克发明了听诊器，这让医生能够更清楚地掌握病人的心脏及胸腔的状况。

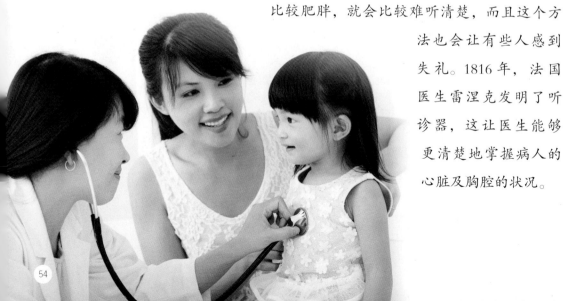

1872年，亚历山大从病人身上获得了心脏跳动的电流信号并记录下来。而到了1903年，荷兰科学家威廉·埃因托芬应用并改进了弦线式检流计，以此纪录心脏电流信号，制作出弦线型心电图仪。

埃因托芬所发明的心电图测量仪器与现代使用的粘在皮肤上的电极不同。埃因托芬的装置必须在记录心脏电流时把受检者的双臂和一只腿泡在盛有盐水的桶里，以增强导电性。

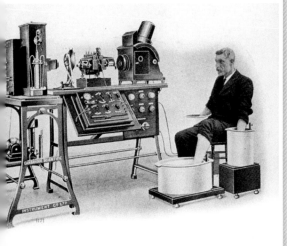

公元前 2500 年

中医大夫帮病人把脉以诊断病情。

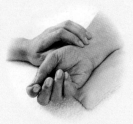

1628 年

英国哈维医生出版《心血运动论》，提到心脏能把血液推送到全身。

1816 年

法国医生雷涅克发明了听诊器，让医生能够更清楚地掌握病人心脏及胸腔的状况。

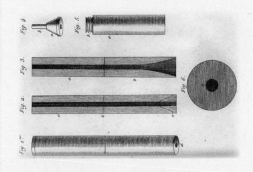

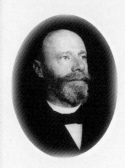

1903 年

荷兰科学家威廉·埃因托芬应用并改进了弦线式检流计，以此纪录心脏电流信号，制作出弦线型心电图仪。

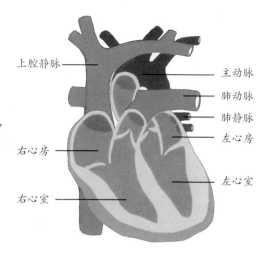

上腔静脉 —
主动脉
肺动脉
肺静脉
左心房
右心房
左心室
右心室

除了心跳，人体还有
哪些奥秘呢？

心脏是整个循环系统的动力来源。

心肌很厚，能以固定的规律进行强而有力的收缩，就像个高压泵，将血液输送到全身各处。

心脏的跳动节律通常是固定的，大约每分钟都会跳 60～90 次。虽然跳动的快慢可能会受到神经节、激素或温度、压力等外在因素影响，不过大致上正常成年人的心跳规律是接近的。

此外，人体的许多生理功能大都具有一定的规律，像呼吸、体温等。

心跳周期

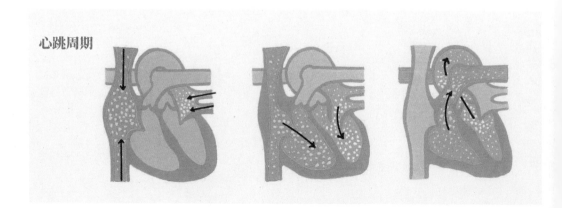

编织心电图

心脏跳动的电流信号经由仪器接收，转换成图形呈现在荧幕上，医生就能实时掌握病人心脏的状况。让我们动手做一个心电图看看吧。

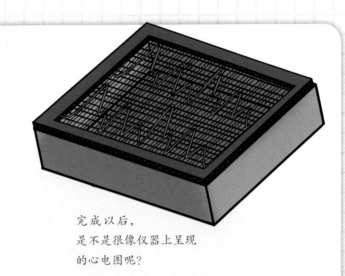

完成以后，
是不是很像仪器上呈现
的心电图呢？

材料

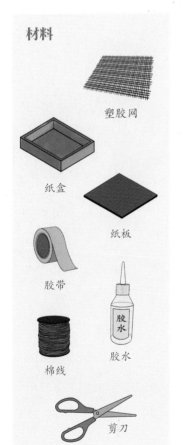

塑胶网

纸盒

纸板

胶带

胶水

棉线

剪刀

步骤

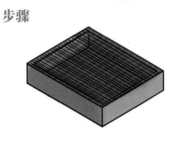

1 先挑选一个长方形浅底的纸盒，剪一块与纸盒大小相同的塑胶网，用胶带固定住。

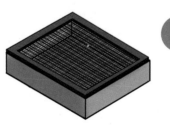

2 剪一块与纸盒大小相同的纸板，做成2厘米宽的外框粘在纸盒上，遮住塑胶网的边缘。

3 用棉线在塑胶网的格子上一上一下的缠绕，绕成类似心电图的折线状。

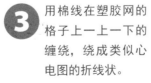
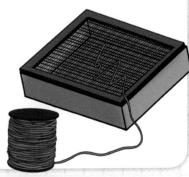

什么药物能够对抗细菌感染呢？

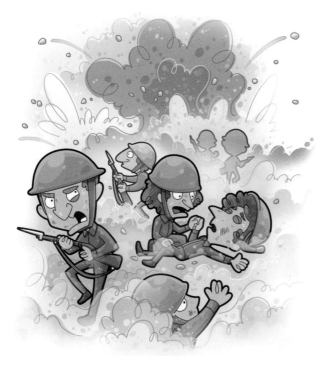

第一次世界大战开始后，欧洲大陆上爆发的大战造成了士兵的严重伤亡，许多家庭失去了至亲，这无疑是一件悲惨的事情。

要尽可能对所有受伤的士兵进行治疗，是身为战地医生的弗莱明最重要的任务。虽然弗莱明与其他医生都很努力地抢救伤兵，但就算顺利完成手术，或是将伤口缝补好，伤兵仍然可能因为伤口感染而死去。这样的憾事一而再地发生，每天都有士兵在战地医院离世。弗莱明内心感到很懊恼，其实多数死亡的伤兵都不是因为战死，而是受伤后因伤口感染而死。这些士兵明明可以救活的！即使当时的医学已经有了相当的进展了，弗莱明也知道造成伤口感染的主因就是细菌，但要怎么杀死或阻止这些细菌，却仍然是无解的难题。

　　如果能够减少细菌造成的伤口感染，那么战场上的许多伤兵能被救活，就可以挽救无数条人命。但目前有什么办法可以减少或杀死细菌呢？弗莱明知道高温可以杀死细菌，但是绝对不可能将这个方法用在病人的伤口上，这样只会让病人的伤口更难痊愈。弗莱明也知道还有一些可以用来杀死细菌的药物，例如磺胺类药物。但是这类药物对人体也有毒性，会使伤员的抵抗力变弱。因此，必须找到一种能对抗细菌却又不会伤害到人的药物才行。

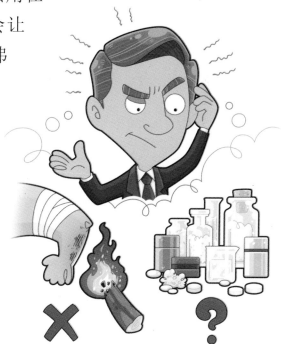

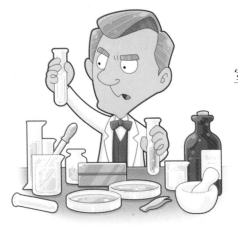

战争结束后，弗莱明在实验室持续研究能对抗细菌的药剂。他希望能找到一种药，能够让病人伤口快速愈合。弗莱明试着利用其他细菌分泌的物质或是人工合成的化学药品进行实验，但很长时间都毫无收获。

直到有一天，弗莱明放了个长假去探亲，从家乡回来时，他发现自己忘记关上窗户，外面的灰尘等物质吹进来污染了实验室里面的细菌培养皿。他正苦恼这些实验材料是否该丢弃时，突然注意到了培养皿上长了好几团青绿色的东西，原来是发霉长出霉菌了，青绿色的部分是霉菌的孢子。弗莱明惊讶地发现，这些霉菌的周围完全没有细菌滋长，因此他推测这些霉菌会分泌一种可以阻止细菌生长的物质，达到抑制或杀死细菌的效果。于是，弗莱明着手研究，发现这种青绿

我的天呀！这种霉菌能杀菌呢！

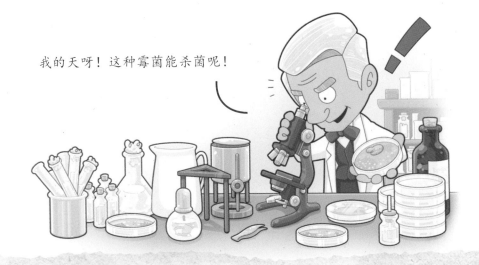

色的霉菌产生的物质可以杀死细菌，而且对人体的健康影响并不大。

弗莱明认定，这就是他一直在寻找的药物，他把这种杀菌物质称为青霉素。随后便全心投入青霉素的研究，但是他一直无法提取出大量的青霉素以供医疗所需。

有两位科学家在看过弗莱明发表的青霉素论文后，对此很感兴趣而前去拜访，之后他们制造出了更好的设备来提取青霉素（又名盘尼西林）。青霉素在两位科学家的努力下终于得以大量产出并且提供给制药厂。后来，战事再度爆发，但这次因为有了青霉素，伤员几乎都能被救活，受伤感染致死的人数大量减少。

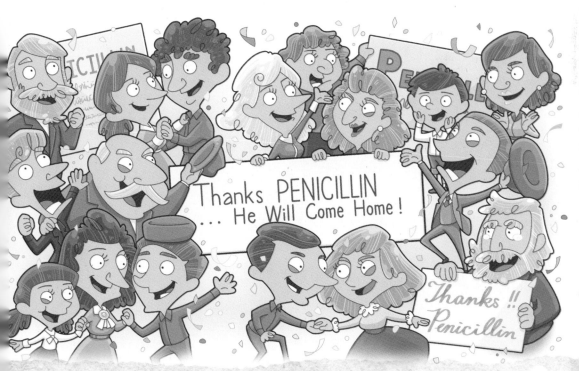

科学大发明——青霉素

在过去，人们还没有认知到微生物的存在时，医生们也不清楚为什么伤口会恶化溃烂，造成病患死亡。后来科学家经过研究发现了微生物的存在，才知道细菌是造成伤口感染恶化的主要原因。但要怎么杀死细菌、抑制细菌感染伤口，却一点办法也没有。

人类合成的第一种抗菌药物是磺胺类药物。1932年，德国病理与细菌学家格哈德·多马克发现磺胺类药物对两种球细菌有杀灭作用，然而此药物容易产生副作用。目前，因为研究出了抗菌效果更好的抗生素，现在临床上已经很少使用磺胺类药物了。

弗莱明在第一次世界大战爆发时，以军医的身分被派往法国，他看到许多人因伤口感染而离世。退伍后，弗莱明回到英国伦敦大学圣玛莉医学院从事抗菌方面的研究。1928年，弗莱明在实验室中发现一个放置多天准备丢弃的细菌培养皿被一种青绿色的霉菌污染了，在霉菌菌落周围却没有任何细菌生长。弗莱明把这种青霉菌分离出来加以培养，发现里面有一种能杀死细菌的物质，并把这种物质命名为青霉素（也称为盘尼西林），这是人类最早发现的抗生素。

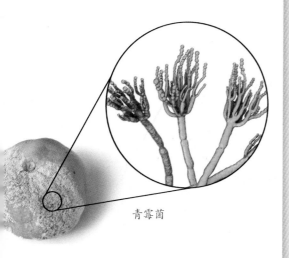

青霉菌

澳大利亚裔英国病理学家霍华德·弗洛里和德国生物化学博士恩斯特·伯利斯·柴恩想开发一种可以治疗细菌感染的药物，因此主动联络弗莱明并取得了青霉菌的菌株，接着他们提取、纯化出青霉素，并且在人体临床试验中获得成功。但当时青霉素仍无法大量生产，于是美国的研究团队设计出玉米浆培养液，可以大量培养青霉菌，以满足救治大量伤兵的需求。研究人员玛莉·亨特在市场上发现一颗发霉的哈密瓜表皮长满青霉菌，她从这颗哈密瓜上筛选出能大量分泌青霉素的菌株。许多研究团队纷纷加入菌种改良计划，从最早的每毫升仅含 4 单位青霉素，到了 1945 年提升到每毫升生产 5 万单位青霉素。

发展简史

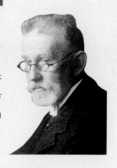

1907 年

德国免疫学家保罗·埃利希发明了可以治疗梅毒（一种细菌性疾病）的药物洒尔佛散。

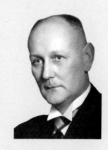

1928 年

弗莱明在实验室首次发现青霉菌，其分泌的物质青霉素能抑制细菌生长，又称作盘尼西林。

1932 年

德国病理与细菌学家格哈德·多马克发现了第一种人工合成的抗菌药物——磺胺类药物百浪多息的抗菌作用。

1939 年

弗洛里与柴恩研究如何分离与浓缩提取青霉素，使青霉素能大量生产并为医疗服务。两人与弗莱明共同在 1945 年获得诺贝尔生理或医学奖。

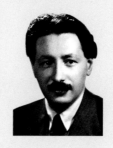

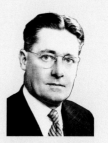

科学充电站

抗生素为什么能杀死细菌？

自从人们发现利用微生物培养出来的抗生素具有杀菌作用后，便开始大量将其运用于治疗细菌感染的病人。抗生素就像是"仙丹灵药"，病人吃下去或注射后，病就好了。为什么青霉素可以杀死细菌呢？

原来，许多细菌外层都具有细胞壁保护，而盘尼西林会阻止细菌产生细胞壁，细胞壁无法产生，细胞就会破裂死亡。科学家后来发现的各种抗生素，破坏细菌的方式都不同，有些会阻止细菌产生蛋白质或遗传物质，但都具有杀死细菌的功效。

然而，广泛使用抗生素的结果，是不但杀死了大量的致病细菌，也让细菌快速产生了耐药性，耐药性细菌若大量增长，人类很可能会再度面临无法消灭细菌的危机。因此，除了继续研发新的抗生素外，正确使用抗生素也十分重要。不需要抗生素治疗的时候不要乱吃，当进行抗生素治疗的时候，不可以随便停药，免得没有完全杀死细菌，还给了细菌变强壮的机会。

抗生素消灭细菌的方法

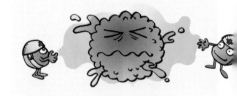

❶阻止细菌外层细胞壁的产生，让细菌变形，细胞质流出而死。

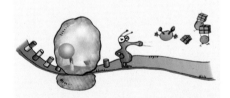

❷阻止细菌体内蛋白质的制造，使它不能正常活动。

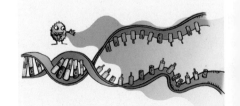

❸干扰细菌遗传物质的产生，使它不能繁殖。

发霉实验

如果把食物放在外面太久，食物就有可能会发霉。这就是霉菌的杰作。什么样的情况下食物容易发霉呢？我们动手做实验看看吧。

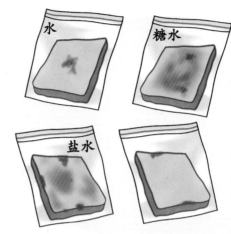

观察一周后，看看夹链袋内面包发霉的情况，哪一片发霉最快？哪一片发霉比较慢？

材料

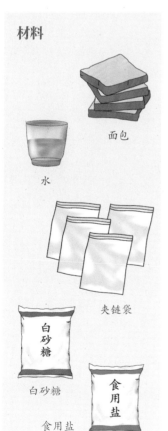

面包

水

夹链袋

白砂糖

食用盐

步骤

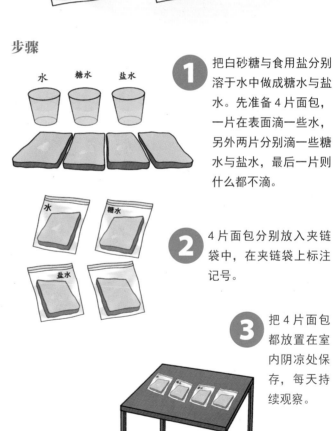

1 把白砂糖与食用盐分别溶于水中做成糖水与盐水。先准备 4 片面包，一片在表面滴一些水，另外两片分别滴一些糖水与盐水，最后一片则什么都不滴。

2 4 片面包分别放入夹链袋中，在夹链袋上标注记号。

3 把 4 片面包都放置在室内阴凉处保存，每天持续观察。

9 医学的发明

要怎么让心脏有规律地跳动呢？

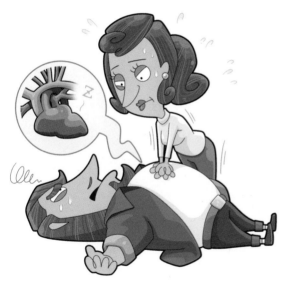

心脏是人体内最重要的器官，位于胸腔偏左的位置，心脏的跳动会推动血液流动，让血液在体内不断循环，将营养物质和氧气输送到全身，同时协助身体排出代谢物。因此，一旦心跳停止，血液就会停止流动，数分钟内人就会死亡。

一般来说，心脏在人体内是持续跳动的，也不会出现心脏跳动不规律的现象。但是，有些人因为疾病或压力的原因，让心脏无法有规律地跳动，血液因此无法顺利地循环，因而造成病痛甚至是死亡。美国科学家海德想要帮助这些患者，于是开始着手研究让"生病"的心脏有规律跳动的方法。

现在的科学家越来越了解心脏的结构及功能，大家也已经知道了心脏跳动的时候会产生微小的脉冲电流。而这样的脉冲电流来源于心脏里的一种特殊的细胞。海德心里想着，既然心跳源于这种脉冲电流，那么或许只要有个小小的机器去产生这种微弱的电流，制造正常的脉冲电流来驱使心脏跳动，就能帮助心脏有问题的病人了。

然而，这本身仍是个大问题，因为这台机器不仅需要能

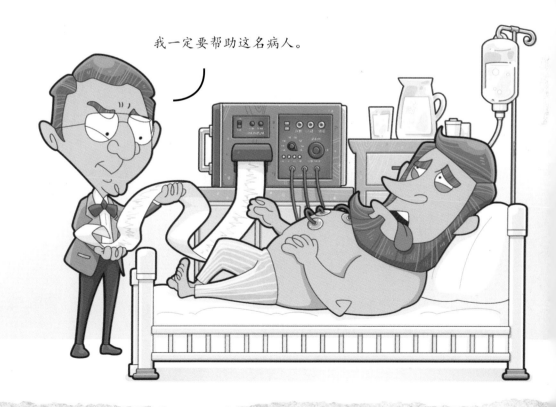

我一定要帮助这名病人。

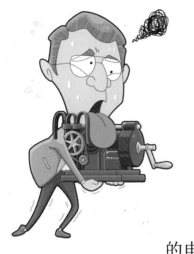

够发送脉冲电流，还要能持续发送正常心跳规律的脉冲电流。因此，发送脉冲电流不能交给病人手动控制，万一数太快或数太慢都很危险，尤其如果病人忘记数的话，可能会引起心跳停止，所以必须是可以自动发送正常心跳规律脉冲电流的电子仪器才行。

还有另外一个需要考虑的问题，就是这台机器的体积。当时做的心跳电子仪非常大，和收音机差不多，要病人拿着跑来跑去实在是太麻烦了！病人带着它根本没办法正常活动。这台仪器必须想办法缩小到比手掌还要小才行。因为当时这个问题无法克服，这个研究就被海德搁置在一旁了。

十年后，微小的晶体管被发明了出来。它可以在很小的元件上进行许多复杂的运算。海德心想：时候到了，用这个微小的芯片将使电子仪小型化成为可能！

于是，海德又重新开始了研究，最后成功制作出世界上第一台便携式的

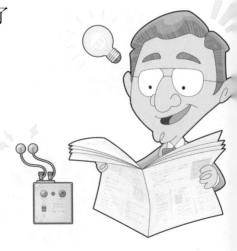

心脏起搏器。这个机器内部的微小芯片电路可以产生一种特殊的电流，将脉冲电流传输到心脏，心脏就可以开始跳动。海德将这个电路连接在病人的胸口上，之后依照事先计算好的时间间隔，将设定的信号传入。这样一来，病人就可以获得规律的心跳了。

海德研究的心脏起搏器成功以后，许多心跳不规律或有心脏病的病人，因为有了这个维持心脏跳动的机器，可以不用再担心心跳发生异常，而能够与其他人一样正常的活动了。

后来，因为芯片技术的进步，心脏起搏器的体积变得更加小巧，但功能却更加强大。

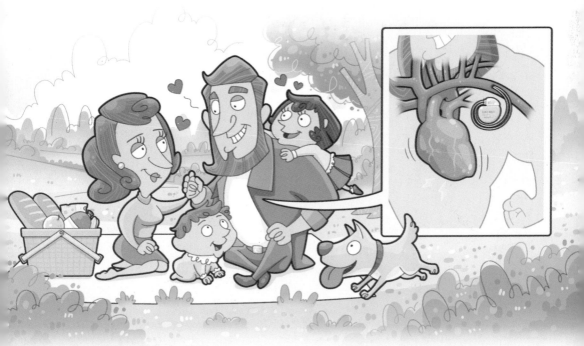

科学大发明——心脏起搏器

　　因为医学的进步，能够治疗的疾病变得越来越多，人类的寿命也越来越长。但是心脏病一直都是一个很令人头疼的疾病。有些人因为遗传的关系，心脏天生就有异常，有些人则因为其他疾病造成心脏的功能减弱。

　　科学家们发现，心脏跳动的时候，总是伴随着微小的脉冲电流，进而发现心脏里有一种能控制心跳的特殊细胞，能产生脉冲电流，使心脏跳动。因此只要发送电流给心脏中这些特殊的细胞，就能控制心跳规律了。而心脏起搏器这个名称被沿用至今。

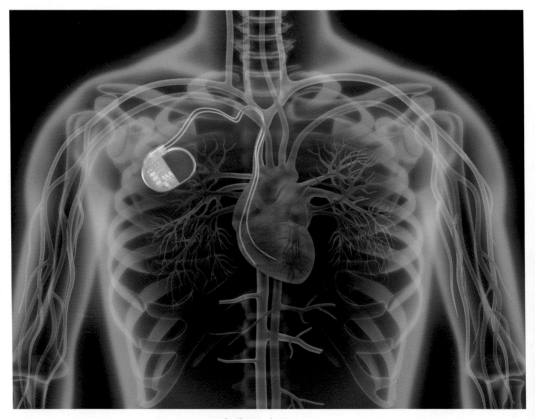

心脏起搏器示意图

1956 年，硅晶体管的发明，使得电子设备的微型化成为可能。1958 年，美国的工程师厄尔·巴肯发明了世界上第一台外部电池供电的便携式心脏起搏器，并且首次植入人体。

之后，电池技术的进步，使得心脏起搏器的电池平均可用 10 年以上。心脏起搏器的应用范围也不断地扩展，由原先仅能用于治疗心跳过慢或心跳停止，进展至可治疗心跳过快和慢性心脏衰竭及其他心脏疾病。

⧖ 发展简史

1889 年

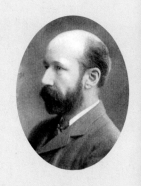

约翰·亚历山大·麦克威廉透过对哺乳动物心脏进行一系列感应电击来解除心搏停止，并且认为施加规律的脉冲电流可以维持心跳规律。

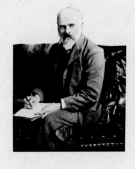

1887 年

奥古斯都·华勒发现每一次心跳时都伴随着电流。

1958 年

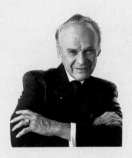

克拉伦斯·沃尔顿·李拉海医生安装第一例埋藏式固定频率起搏器。

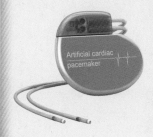

现今

随着医学科技技术的进步，心脏起搏器可以越做越小，使用寿命越来越长，电池平均可使用 10 年以上。

人为什么会有心血管疾病？

　　心血管疾病指的是与心脏或血管有关的疾病。常见的心血管疾病包括心脏病、高血压、心肌病变、卒中、心肌梗死、心房颤动、动脉硬化等，引起心血管疾病的原因复杂多样，可能与抽烟、糖尿病、缺乏运动、肥胖、高血脂、饮食习惯不良或饮酒过量等有关。

　　心血管疾病一般发展缓慢，而且常常和个人生活习惯有关。心血管疾病通常由身体调节机制失衡引发，继而血管阻塞，引起并发症状。如果阻塞的是人体重要器官的血管，则会引起非常严重的后果。例如，如果输送血液给大脑的血管堵塞了，可能会造成大脑缺氧甚至坏死，引发脑卒，如果晚一点就医就会导致病人成为植物人。而如果堵塞住输送血液给心脏的血管就会造成心肌梗死，心脏因为缺氧而无法正常跳动，严重者可能因心跳停止而死亡。

　　心血管疾病是全球最常见的死因之一，虽然医学的进步能让患者的病死率大幅降低，但心血管疾病一旦发生，后果一般都非常严重。幸运的是，有九成的心血管疾病是可以预防的。只要养成良好的生活习惯，如健康饮食、规律运动，控制好血压与血糖，就能大幅降低患心血管疾病的概率。

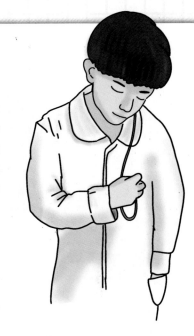

动手做实验

听自己的心跳

你知道自己的心脏每分钟跳几下吗？做一个听诊器，数数看自己的心跳吧！

做好的听诊器可以拿来听自己或别人的心跳声。漏斗的那端放在左胸口，另一端塞到耳朵里，你听出心跳的规律了吗？

材料

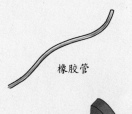
橡胶管

塑料漏斗

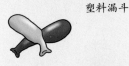
气球

胶带

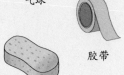
泡棉

剪刀

步骤

1 将漏斗与橡胶管连接起来，用胶带固定。

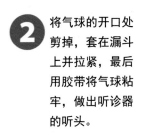

2 将气球的开口处剪掉，套在漏斗上并拉紧，最后用胶带将气球粘牢，做出听诊器的听头。

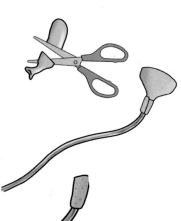

3 用泡棉包住橡胶管的另一端，塞在耳朵里会比较舒服一点。

73

可以控制生育的数量吗？

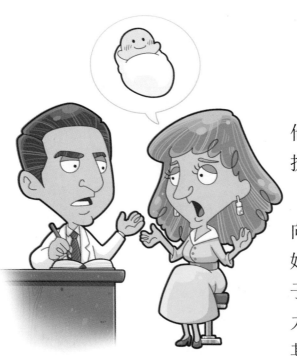

约翰·洛克是一位医生，他一直尽自己所能医治受疾病困扰的人们，帮助人们脱离苦难。

有一天，有一位女士跑来向洛克医生诉苦。她跟丈夫结婚五年了，他们想要有个孩子，但是不管她跟丈夫怎么努力，就是没办法怀孕。她去找其他医生，被告知她可能有不孕症，这位女士非常难过。她的丈夫与家人在生孩子这件事上给了她很大的压力，她自己也非常想要一个健康可爱的宝宝。

洛克听了这位女士的经历后，觉得应该要帮助她以及所有想要有孩子的家庭。

当时，人们已经知道雌激素分泌的多少会影响女性排卵，而患有不孕症的女性似乎是雌激素分泌出了问题，由此造成经期不规律，迟迟无法排卵。洛克认为可以用含雌激素的药物来调整女性的月经周期，达到治疗不孕症的效果。他率先开发出一种能调节女性经期的药物，让患者服用 4 个月之后停止，让雌激素突然降低，让女性开始排卵。当时他找了一位也是在相关领域有所成就的皮卡斯作为研究伙伴，一起开发新药。

实验进行 4 个月后，如他们所想，原本不孕的妇女在停药后开始恢复正常排卵。不久后，孩子也出生了。洛克医生感到很欣慰，认为这种药物可以帮助女性治疗不孕，在医药管理局的批准下，这种调整妇女经期的药得以生产，并在药店出售。

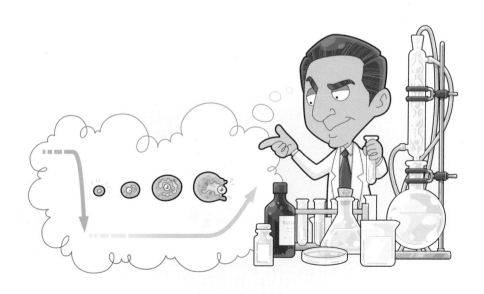

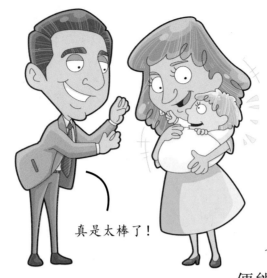

真是太棒了！

然而，事情还没结束。皮卡斯向洛克医生提出一个新的观点，关于他们所开发的药物，他发现还有其他用途。因为在服用药物期间，即使是身体功能正常的女性也会停止排卵，如此一来，便能达到避孕的效果。皮卡斯也发现，有不少购买药物的妇女是为了避孕。

为什么要避孕呢？洛克不解。"但你不觉得吗？"皮卡斯语重心长地问，"生孩子是女性的身体在承受痛苦，女性要不要生孩子不应该由自己决定吗？"

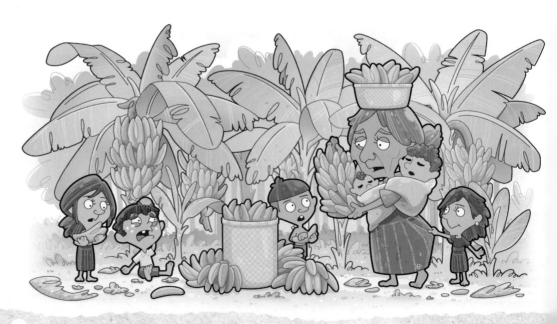

洛克陷入了矛盾中。在他接受的传统教导中，生育不应当受节制。但是洛克也同意，当时人们采取的避孕措施并非不可靠。洛克曾在危地马拉一个香蕉种植园中看见了许多贫困的女性，因为过度生育，每日苦于养活儿女而累得不成人形。当他成为一名医生后，他也致力于帮助女性依照自己的意愿，要孩子或者不要孩子。

　　他同意了皮卡斯的提议，将原本的药物改为避孕药重新上市。避孕药的出现让女性在生育方面获得了更多的自由，更多女性能够发展自己的事业。使社会向男女地位平等迈进了一步。

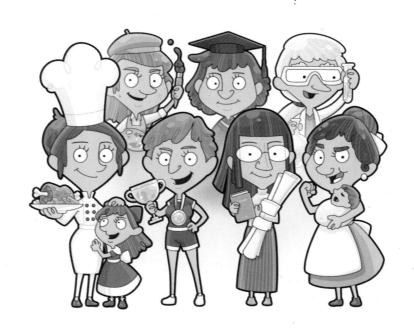

科学大发明——口服避孕药

在古时候，人们没有节育或避孕的概念，大多数人认为女性生育是天经地义的事，不论是刻意或是不小心，妇女都应该要自然生产并扶养孩子。

在人类历史早期，也有许多传闻能避孕的偏方。3000 年前，古印度和古埃及的人据说会使用鳄鱼、大象的粪便作为避孕药的配方。4000 多年前的中国，则会在女性的食物中添加少许水银来避孕，但水银本身就有剧毒，若服用量大会危及生命。中世纪的欧洲人据说会将骡子的耳屎、黄鼠狼的睾丸和黑猫的骨头混在一起，再放在小袋子里当作护身符，行房时绑在腿上避孕。当然，古人根本不了解激素调节等相关的医学知识，这些方法只是心理安慰而已。

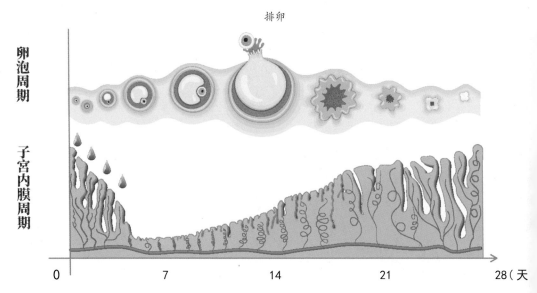

女性必须排卵才有怀孕的可能，而女性大约是从月经第 1 天算起的第 14 天排卵，如果激素分泌不正常，造成经期混乱，就不容易成功受孕。

1929年，阿道夫·布特南特与爱德华·阿德尔伯特·多伊西发现并提取、纯化出雌激素，后来他们也陆续发现了其他类固醇激素，如雄激素和孕激素，并且发现高剂量的类固醇激素可以抑制排卵。

1939年，罗素·厄尔·马克利用植物类固醇合成孕激素，自此激素可以用人工合成的方式大量生产。

1951年，格雷戈里·平卡斯和张明觉在兔子身上进行实验，显示给动物注射孕激素能抑制排卵。

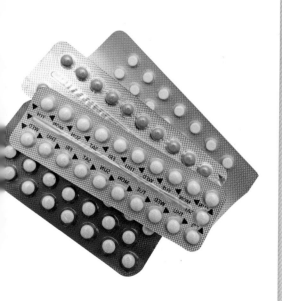

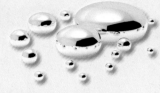

发展简史

4000多年前

中国有记录在女性的食物中添加少许水银来避孕，但实际上水银是有剧毒的物质。

1929年

阿道夫·布特南特与爱德华·多伊西提取、纯化出雌激素，并且发现高剂量的类固醇激素可以抑制排卵。

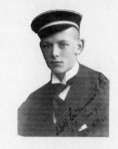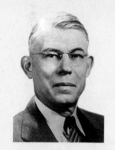

1951年

格雷戈里·平卡斯和张明觉在实验中发现给动物注射孕激素能抑制排卵。

1960年

平卡斯与约翰·洛克医生开发的口服避孕药上市。

科学充电站

是什么控制并协调着人体的运作？

人体要维持恒定，有赖体内多个系统的共同运作。神经系统可以将身体各个部位的感觉快速传送给大脑，而大脑若要控制身体的运动，也要通过神经系统来传送动作指令。神经系统帮助我们对外在的刺激做出快速地反应，而内分泌系统的作用则是缓慢而持久的。内分泌系统由多个腺体组成，不同的腺体分别产生不同的激素，共同维持人体生理功能的稳定。

内分泌腺体分泌的激素会直接进入血液中，经由血液循环，输送到体内各处。人体的内分泌腺包括脑垂体、甲状腺、肾上腺、胰腺及性腺等，它们各司其职，且一种腺体的功能经常还不只一种。

脑垂体可以控制骨骼的生长，并调节其他内分泌腺的活动；甲状腺可以控制身体代谢与生长发育；肾上腺控制体内电解质与水的平衡，同时帮助身体应对紧急情况；胰腺则能控制血糖；性腺包括女性的卵巢和男性的睾丸，负责控制性发育、排卵和精子产生。

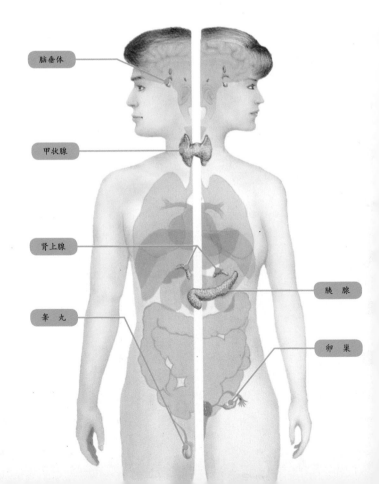

脑垂体

甲状腺

肾上腺

睾丸

胰腺

卵巢

植物的激素

动物内分泌系统产生的激素会影响其生长、发育或行为，植物激素也会影响到植物的生长或熟成。我们来做个实验，看看植物激素中的乙烯是怎么让水果变成熟吧。

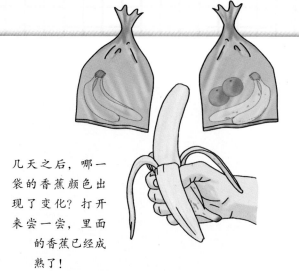

几天之后，哪一袋的香蕉颜色出现了变化？打开来尝一尝，里面的香蕉已经成熟了！

材料

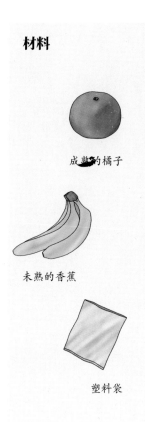

成熟的橘子

未熟的香蕉

塑料袋

步骤

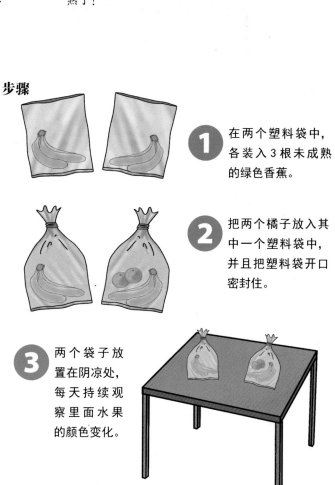

1 在两个塑料袋中，各装入3根未成熟的绿色香蕉。

2 把两个橘子放入其中一个塑料袋中，并且把塑料袋开口密封住。

3 两个袋子放置在阴凉处，每天持续观察里面水果的颜色变化。